"十二五"职业教育国家规划教材
配套教学用书

医用化学基础（第二版）

主编 施成良 徐杲

高等教育出版社·北京

内容提要

本书是"十二五"职业教育国家规划教材配套教学用书,参照医药卫生类专业相关行业标准,按照中职教育的培养目标,对接医药卫生类职业教育的岗位要求在第一版的基础上修订编写而成的。

本书主要内容有:常见的元素及其化合物、物质的结构与元素周期律、溶液、化学反应速率与化学平衡、电解质溶液、烃、醇、酚、醚、醛和酮、羧酸和取代羧酸、糖类、油脂和类脂、氨基酸和蛋白质,以及化学实验与实践等。本书侧重化学与医药卫生专业知识的对接,与医学相关的化学基础知识和基本技能贯穿整个教学内容。

本书配有二维码和学习卡资源,请登录 Abook 网站获取相关资源。详细说明见本书最后的"郑重声明"页。

本书可作为中等职业学校医药卫生类各专业化学教材,也可作为其他相关专业用书。

图书在版编目(CIP)数据

医用化学基础／施成良,徐杲主编. --2 版. -- 北京：高等教育出版社,2021.3
ISBN 978-7-04-055534-9

Ⅰ.①医… Ⅱ.①施… ②徐… Ⅲ.①医用化学-职业教育-教材 Ⅳ.①R313

中国版本图书馆 CIP 数据核字(2021)第 023093 号

| 策划编辑 | 崔 博 | 责任编辑 | 崔 博 | 封面设计 | 张 楠 | 版式设计 | 杜微言 |
| 责任校对 | 刘娟娟 | 责任印制 | 赵 振 | | | | |

出版发行	高等教育出版社	网　　址	http://www.hep.edu.cn
社　　址	北京市西城区德外大街 4 号		http://www.hep.com.cn
邮政编码	100120	网上订购	http://www.hepmall.com.cn
印　　刷	天津嘉恒印务有限公司		http://www.hepmall.com
开　　本	787mm×1092mm　1/16		http://www.hepmall.cn
印　　张	11.75		
字　　数	260 千字	版　　次	2015 年 8 月第 1 版
插　　页	1		2021 年 3 月第 2 版
购书热线	010-58581118	印　　次	2021 年 3 月第 1 次印刷
咨询电话	400-810-0598	定　　价	26.90 元

本书如有缺页、倒页、脱页等质量问题,请到所购图书销售部门联系调换
版权所有　侵权必究
物　料　号　55534-00

医用化学基础(第二版)
编写委员会

主　编　施成良　徐　杲

副主编　顾忠强　金晓董

编　者　(以姓氏拼音为序)

陈玲玲(南京市医药中等专业学校)

丁　博(安徽省淮北卫生学校)

丁　宇(鞍山卫生学校)

高　岚(保定市莲池区职教中心)

顾忠强(海宁卫生学校)

侯春燕(南京市医药中等专业学校)

金晓董(海宁卫生学校)

李　曼(秦皇岛市卫生学校)

乔　宏(长春市第二中等专业学校)

施成良(海宁卫生学校)

唐清泉(南京市医药中等专业学校)

徐　杲(海宁卫生学校)

杨晓娟(保定市莲池区职教中心)

第二版前言

本教材是"十二五"职业教育国家规划教材配套教学用书,根据《教育部关于"十二五"职业教育教材建设的若干意见》,并按照中职教育的培养目标,对接医药卫生类职业教育的岗位要求编写而成,本书第一版经过五年的使用、研讨和改进,本着"以学生为本"的现代教育理念,精益求精的质量追求,高等教育出版社组织更广泛的教学一线教师和临床专家对本教材进行了认真的修订。

在修订的过程中,根据《中等职业学校化学课程标准》(2020年版)要求,结合中职生学业水平和学习特点,以及医药卫生类专业学生职业生涯发展和终生学习的需要,将化学学科的核心素养培养贯穿始终。本次修订还增加了与课程内容相关的配套数字化资源。在书中增设二维码,内含上课课件、知识链接、微课视频、实验视频、图片、拓展练习题、习题答案等。

本教材教学内容由"熟悉常见的无机物""走进有机物的世界""感知生命的组成物质"和"化学实验与实践"四个模块组成,前三个模块分为十二个单元。全书内容在保持化学基本体系的前提下,体现贴近医药卫生、渗透医药卫生、服务医药卫生专业学习的"医用化学"之特色。本教材在编写过程中,立足于现阶段学生的实际情况,通过对教学内容和教学方法的调整,力求提高基于师生互动的教学效果。本教材特点如下:

1. 教材内容新颖,充分体现以学生为中心的教育理念。本书在内容的编写和安排上,充分考虑了学生的认知基础、心理特点和学习能力,在切合学生的实际情况下编写内容,力求达到教师易教、学生乐学的目的。

2. 本教材在教学方法引导方面,主要采用了任务驱动教学法。在第一环节情境导入中,通过实际生活或者医药卫生岗位中发生的案例来抛砖引玉,引发学生对问题的兴趣和思考,然后教师引导学生学习必备的基础知识,较自然地切入本节课的中心教学任务。

3. 本教材主要体现化学与医药卫生专业的对接特色。作为医药卫生类的化学教材,将与医学相关的化学基础知识和基本技能贯穿整个教学内容。

"医用化学基础"课程共72学时,学时分配建议如下,供各地根据当地实际情况参考使用:

医用化学基础学时分配建议

内　　容		学时（理论）
模块一　熟悉常见的无机物		
第一单元　常见的元素及其化合物	第一节　氯	2
	第二节　卤素	2
	第三节　常见的金属元素	2

续表

	内　　容	学时（理论）
第二单元　物质的结构与元素周期律	第一节　原子结构和同位素	2
	第二节　元素周期律和元素周期表	2
	第三节　化学键	2
	第四节　分子的极性及应用	
	第五节　氧化还原反应	2
第三单元　溶液	第一节　胶体溶液和高分子溶液	1
	第二节　物质的量	2
	第三节　溶液浓度的表示方法	2
	第四节　溶液的渗透压力	2
第四单元　化学反应速率与化学平衡	第一节　化学反应速率	1
	第二节　化学平衡	1
第五单元　电解质溶液	第一节　弱电解质的解离平衡	2
	第二节　水的解离和溶液的 pH	2
	第三节　离子反应和盐的水解	
	第四节　缓冲溶液	2
模块二　走进有机物的世界		
第六单元　烃	第一节　开链烃	2
	第二节　不饱和链烃	2
	第三节　闭链烃	2
第七单元　醇、酚、醚	第一节　醇	2
	第二节　酚	1
	第三节　醚	1
第八单元　醛和酮	第一节　乙醛和丙酮	1
	第二节　醛和酮	2
第九单元　羧酸和取代羧酸	第一节　羧酸	2
	第二节　羟基酸和酮酸	2
模块三　感知生命的组成物质		
第十单元　糖类	第一节　单糖	2
	第二节　二糖和多糖	2
	第三节　糖类的鉴定反应	2
第十一单元　油脂和类脂	第一节　油脂	2
	第二节　类脂	2

续表

内　　容		学时（理论）
第十二单元　氨基酸和蛋白质	第一节　氨基酸	2
	第二节　蛋白质	2
模块四　化学实验与实践		
实验一　生理盐水的配制		2
实验二　消毒酒精的稀释		2
实验三　青霉素皮试液的配制		2
实验四　肥皂制备的探究		2
实验五　尿糖和尿丙酮的检验		2
实验六　氨基酸和蛋白质的检测		2

　　本教材在编写过程中实行主编负责制,按照分工编写、交叉修改、集体审定、主编统稿的原则进行。编写分工如下(按单元先后顺序排列):金晓董编写第一单元,徐杲编写第二单元,施成良编写第三单元,丁博编写第四单元,顾忠强编写第五单元,丁宇编写第六单元,高岚编写第七单元,乔宏编写第八单元,杨晓娟编写第九单元,陈玲玲编写第十单元,唐清泉编写第十一单元,侯春燕编写第十二单元,李曼编写第四模块"化学实验与实践"。

　　限于编者编写水平,书中存在的不当之处敬请同行等全体读者提出宝贵的意见,以便于不断修订完善! 读者意见反馈信箱:zz_dzyj@ pub. hep. cn。

编　者

2020 年 11 月

第一版前言

　　本书是"十二五"职业教育国家规划教材配套教学用书,参照医药卫生类专业相关行业标准,按照中职教育的培养目标,对接医药卫生类职业教育的岗位要求编写而成的,突出培养学生的职业技能和就业能力,充分体现教材内容的科学性和实用性,主要供初中起点、中等职业学校的护理类、药学类、医学检验技术类和医学影像类等专业的学生使用,同时与石宝珏教授主编的高职高专类《医用化学基础》相对接。

　　本书教学内容由"熟悉常见的无机物""走进有机物的世界""感知生命的组成物质"和"化学实验与实践"四个模块组成,分十二单元,共六个实验。内容在保持化学基本体系的前提下,体现贴近医药卫生、渗透医药卫生、服务医药卫生专业学习的"医用化学"特色。本书在编写的过程中,立足于现阶段卫校学生的实际情况,通过对教学内容和教学方法的调整,力求提高教师的教学效果和学生的学习效果。本书特点如下:

　　1. 内容新颖,充分体现以学生为中心的教育理念。本书在内容的编写和安排上,充分考虑了学生的认知基础、心理特点和学习能力,在切合学生的实际情况下编写内容,力求达到教师易教、学生乐学的目的。每个章节分为学习材料、必备知识、实践活动、知识拓展和目标检测等环节。在学习材料中以生活中或在医药卫生岗位上常见的案例切入,引出化学概念、现象、知识、原理和实验技能技术,体现化学和生活、化学和医药卫生的密切关系,激发学生的学习兴趣,学会用化学知识和技术来解决实际问题。在必备知识环节中,充分发挥老师的主导作用,讲授化学必备知识,帮助学生构建基本化学知识体系。在实践活动环节中,本着"理实一体化"的理念,让学生从化学实验中建立化学概念,学会实践运用,提高学习效率。在知识拓展环节中,引导学生进行一些课外学习,或者开拓学生知识面,以达到化学为专业课程服务,为发展学生的专业能力服务的目的。在目标检测环节中,主要是让学生通过练习检测学习程度,巩固学习内容,提高解决问题的能力。总而言之,教材内容编写上力争体现教学的适用性、实用性和趣味性,以期适应中等医药卫生类学生的学习。

　　2. 本书在教学方法方面,主要采用了任务教学法。首先在学习材料环节中,通过实际生活中或者医药卫生岗位上发生的案例来引发学生对问题的思考和兴趣,然后是教师引导学生学习必备的基础知识,较自然地切入本节课的中心教学任务;然后通过实践活动环节,完成中心任务,并且在知识拓展环节中能力得到升华提高。提出的任务都与生活和医药卫生中的实际现象相联系,学生思考的难度适中,让学生想学、能学,在学生顺利完成任务的同时,也激励了学生,提高学习效率,增强学生的自信心。

　　3. 本书主要体现化学与医药卫生专业的对接特色。作为医药卫生类的化学教材,与医学相关的化学基础知识和基本技能贯穿整个教学内容。例如,在第三章溶液一节中除了讲授传统的知识外,特别着重在溶液的配制中的实践活动环节就是医院里护士如何配置不同单位的青霉素溶液。而在讲授溶液浓度的单位时,也是通过一张实际的生化检验报告表来具体问题具体解决,真正做到化学课程为专业课程乃至专业技能训练服务,为学生将来学习专业和走上工作岗位打下扎实的基础。

本书在编写的过程中实行主编负责制,按照分工编写、交叉修改、集体审定、主编统稿的原则进行。编写分工如下(按章节先后顺序排列):金晓董编写第一单元、第二单元及实验一、实验二,施成良编写第三单元、第四单元及实验三、实验四,顾忠强编写第五单元、第六单元及附录,徐杲编写第七单元、第十二单元及实验五、实验六,乔宏编写第八单元、第十单元,李抒诗编写第九单元、第十一单元。

本书在编写的过程中,得到了石宝珏教授的指导及高等教育出版社的帮助,并得到了编者所在学校的大力支持,在此一并表示衷心的感谢!

限于编者编写水平,存在错误和不当之处,敬请同行和读者提出宝贵的意见建议,以便不断修订完善!

《医用化学基础》学时分配建议表

内　　容		学时(理论)
模块一　熟悉常见的无机物 第一单元　常见的元素及其化合物	第一节　氯	1
	第二节　卤素	2
	第三节　常见的金属元素	1
第二单元　物质的结构与元素周期律	第一节　原子结构和同位素	1
	第二节　元素周期律和元素周期表	2
	第三节　化学键	2
	第四节　分子的极性及应用	1
	第五节　氧化还原反应	1
第三单元　溶液	第一节　胶体溶液和高分子溶液	1
	第二节　物质的量	2
	第三节　溶液浓度的表示方法	2
	第四节　溶液的渗透压力	1
第四单元　化学反应速率与化学平衡	第一节　化学反应速率	1
	第二节　化学平衡	1
第五单元　电解质溶液	第一节　弱电解质的解离平衡	1
	第二节　水的解离和溶液的pH	2
	第三节　离子反应和盐的水解	2
	第四节　缓冲溶液	1
模块二　走进有机物的世界 第六单元　烃	第一节　开链烃	2
	第二节　不饱和链烃	2
	第三节　闭链烃	4

续表

内　　容		学时（理论）
第七单元　醇、酚、醚	第一节　醇	2
	第二节　酚	2
	第三节　醚	1
第八单元　醛和酮	第一节　乙醛和丙酮	2
	第二节　醛和酮	2
第九单元　羧酸和取代羧酸	第一节　羧酸	2
	第二节　羟基酸和酮酸	1
模块三　感知生命的组成物质 第十单元　糖类	第一节　单糖	2
	第二节　二糖和多糖	1
	第三节　糖类的鉴定反应	1
第十一单元　油脂和类脂	第一节　油脂	2
	第二节　类脂	1
第十二单元　氨基酸和蛋白质	第一节　氨基酸	2
	第二节　蛋白质	2
模块四　化学实验与实践	实验一　生理盐水的配制	2
	实验二　消毒酒精的稀释	2
	实验三　青霉素皮试液的配制	2
	实验四　肥皂制备的探究	2
	实验五　尿糖和尿丙酮的检验	2
	实验六　氨基酸和蛋白质的检测	2

编　者
2015 年 6 月

目录

模块一　熟悉常见的无机物

模块二　走进有机物的世界

模块三　感知生命的组成物质

模块四 化学实验与实践

附 录

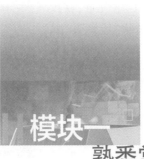

模块一
熟悉常见的无机物

第一单元　常见的元素及其化合物

第一节　氯

学习目标

1. 掌握氯气和漂白粉的漂白消毒原理。
2. 熟悉氯气的化学性质、氯水的成分、漂白粉的有效成分。
3. 了解氯元素及其化合物在医学上的运用。

情境导入

　　有一位家庭主妇张太太,在家中打扫卫生时突然晕倒,家人发现后立即将其送往医院抢救。经对其血液和胃液化验,确认是氯中毒。原来是张太太为了获得更强的去污能力,把"84"消毒液和洁厕灵(图 1-1)混合使用,结果发生化学反应,产生氯气。由于氯气密度比空气大很多,沉积于面积狭小的卫生间中下部,导致中毒事故发生。如此常见的两种日化用品相遇为何会产生这样的效果呢? 这就需要对它们进行深入的探讨。

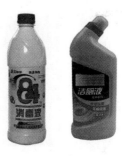

图 1-1　"84"消毒液和洁厕灵

　　氟(F)、氯(Cl)、溴(Br)、碘(I)、砹(At)5 种元素的化学性质十分相似,总称卤素。卤素原子的最外层电子均为 7 个,能得到 1 个电子形成稳定结构,因此均为非金属元素,其中氯元素是最常见、最典型的卤素。

　　(一)氯气的物理性质

　　氯气分子是由两个氯原子通过共价键构成的双原子分子,其分子式为 Cl_2。

在通常情况下,氯气呈黄绿色(图1-2),比空气重,密度约为空气密度的2.5倍,易液化成黄绿色的油状"液氯"。氯气能溶于水,在常温下,1体积水能溶解约2体积氯气,其水溶液称为氯水。

氯气是有毒、有强烈刺激性气味的气体,少量吸入会使鼻、喉等黏膜受到刺激而发炎,引起胸部疼痛和咳嗽,大量吸入则会中毒致死。

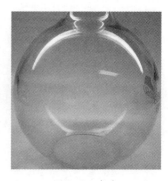

图1-2　氯气

(二)氯气的化学性质

氯气的化学性质非常活泼,能与金属、非金属、水及碱反应,是常用的氧化剂。

1. 与金属反应

氯气几乎能与所有的金属直接化合,生成金属氯化物。

金属钠点燃时能在氯气中剧烈燃烧,生成白色的氯化钠晶体。

$$2Na + Cl_2 \xrightarrow{\text{点燃}} 2NaCl$$

灼热的细铜丝在氯气中燃烧,生成氯化铜。

$$Cu + Cl_2 \xrightarrow{\text{高温}} CuCl_2$$

2. 与非金属反应

氯气能与部分非金属直接化合,与硫化合比较困难,与氧、氮、碳不能直接化合。

氯气在常温下能与氢气缓慢化合。在强光照射下,氯气和氢气就会迅速化合而发生猛烈的爆炸,生成氯化氢气体。纯净的氢气在氯气中燃烧,发出苍白色的火焰,产生大量的热,生成氯化氢气体。

$$H_2 + Cl_2 \xrightarrow{\text{光照或点燃}} 2HCl$$

氯化氢是无色、有刺激性气味的气体,极易溶于水。0 ℃时,1体积水约能溶解500体积氯化氢。氯化氢的水溶液呈酸性,称为氢氯酸,俗称盐酸。人体胃液中含有少量盐酸,是消化食物所必需的。

磷在氯气中燃烧,生成三氯化磷和五氯化磷。

$$2P + 3Cl_2 \xrightarrow{\text{点燃}} 2PCl_3$$

$$2P + 5Cl_2 \xrightarrow{\text{点燃}} 2PCl_5$$

3. 与水反应

氯气溶于水成为氯水。氯水中的部分氯气能与水反应,生成盐酸和次氯酸(HClO)。

$$H_2O + Cl_2 == HCl + \underset{\text{次氯酸}}{HClO}$$

次氯酸是强氧化剂,能杀死水中的细菌,所以自来水常用氯气来杀菌消毒(1 L自来水中大约通入0.002 g Cl_2)。次氯酸能使染料中的有机物氧化而褪色,可用作漂白剂。次氯酸是一种极不稳定的弱酸,见光、受热易分解,生成盐酸和氧气,所以氯水不宜长期保存。

$$2HClO \xrightarrow{\text{光照}} 2HCl + O_2\uparrow$$

4. 与碱反应

氯气和碱溶液反应,生成次氯酸盐、氯化物和水。工业上就用氯气和消石灰作用,制成漂白粉,其有效成分是次氯酸钙($Ca(ClO)_2$)。

$$2Ca(OH)_2 + 2Cl_2 =\!=\!= 2Ca(ClO)_2 + CaCl_2 + 2H_2O$$

漂白粉是带有氯气的刺激性气味的白色粉末,具有极强的氧化能力,光照、受热、吸潮均可使其分解。漂白粉溶入水中能产生次氯酸(水中溶解少量二氧化碳),因而具有漂白作用。

$$Ca(ClO)_2 + CO_2 + H_2O =\!=\!= 2HClO + CaCO_3\downarrow$$

漂白粉的漂白作用原理和氯气的漂白作用原理是相同的,所以漂白粉不仅可以用来漂白棉、麻、纸浆,还可以用来消毒饮用水、游泳池水、厕所等。

 知识拓展

　　人们在清洁厕所时,时常会用到两种日化用品——洁厕灵和"84"消毒液,洁厕灵能快速除去便盆(马桶)内的污渍和异味,"84"消毒液能有效杀灭真菌和一些细菌繁殖体。但是若将两者混合使用,不仅不能提高去污消毒能力,还会产生对人体有害的氯气。因为洁厕灵的主要成分是盐酸(HCl),而"84"消毒液的主要成分是次氯酸钠($NaClO$),二者一旦混合,就会立刻发生剧烈的氧化还原反应,产生大量的白色泡沫,生成一种刺激性非常强的有毒气体——氯气(Cl_2)。

$$NaClO + 2HCl =\!=\!= NaCl + Cl_2\uparrow + H_2O$$

　　一般情况下,清洗马桶最好先用洁厕灵刷洗,然后用水将洁厕灵完全冲净后,再用"84"消毒液进行消毒处理。

卤素

第二节　卤　　素

知识点/
考点

 学习目标

1. 掌握卤素单质的活性顺序,碘与淀粉显示反应,卤素的元素符号。
2. 熟悉 Cl^-、Br^-、I^- 的化学鉴别方法及其相应卤化银的颜色。
3. 了解卤素单质的颜色和状态,碘的升华。

 情境导入

　　陈小姐今年 25 岁,正是爱美的年龄。从一年前开始,陈小姐出现了心悸多汗、两手颤抖的症状,且光滑细长的颈部长出了一个肿块,清澈明亮的双眼也日渐突起。容貌的改变使陈小姐痛苦不已,她的脾气也变得暴躁,动不动就与家人争吵。但是,更让她难受的是近来她食欲大涨,体形却越来越消瘦,且月经也时来时不来。这样下去,会不会变成一个怪物?陈小姐恐惧了,立即到医院就诊。

医院内分泌科的检查发现，陈小姐甲状腺肿大，局部听诊可闻血管杂音，诊断为甲状腺功能亢进（图1-3）。事后，经过一段时间的药物治疗，陈小姐的病情得到了控制。医生告诉陈小姐，平时做菜最好选用无碘盐，并且远离海产品，减少碘吸收。同学们，你们知道碘元素及其所在主族的理化性质吗？

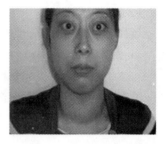

图1-3　甲状腺功能亢进

（一）卤素原子结构及单质的物理性质

自然界中的卤素都是以化合物形式存在的，它们的单质可人工制得。卤素的单质都是双原子分子。卤素原子结构及单质的物理性质见表1-1。

表1-1　卤素原子结构及单质的物理性质

元素名称	元素符号	单质	颜色和状态	密度 g·L^{-1}	沸点 ℃	熔点 ℃	溶解度（常温） g·(100 g 水)$^{-1}$
氟	F	F_2	淡黄绿色气体	1.69	-188.1	-219.6	反应
氯	Cl	Cl_2	黄绿色气体	3.21	-34.6	-101	0.983
溴	Br	Br_2	红棕色液体	3.12	58.8	-7.2	4.17
碘	I	I_2	紫黑色固体	4.93	184.4	113.5	0.029

氟、氯、溴、碘具有刺激性气味和毒性；溴、碘能溶于水，但溶解度不大，易溶于酒精、汽油和四氯化碳等有机溶剂。医疗上用的碘酊（碘酒），就是碘的酒精溶液。

液体溴易挥发成溴蒸气。碘在常压下加热，不经过液化就直接变成紫色蒸气，蒸气遇冷又重新凝成固体。这种固态物质不经过液态而直接转变成气体的现象，称为升华。

（二）卤素单质的化学性质

氟、溴、碘原子的最外层电子数都是7，因而它们的化学性质与氯相似，都是活泼的非金属元素。氟、溴、碘都能像氯一样与金属反应生成金属卤化物，与氢气反应生成卤化氢。

实践活动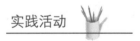

卤素各单质的活性比较

（1）把少量氯水分别滴入含有溴化钠和碘化钾的两支试管中，用力振荡后，加入少量四氯化碳，振荡，观察油层和水层的颜色变化。

（2）把少量溴水分别滴入含有氯化钠和碘化钾的两支试管中，用力振荡后，加入少量四氯化碳，振荡，观察油层和水层的颜色变化。

可以看到，无色溴化钠溶液加入氯水后呈黄色，再加入四氯化碳后，油层显红棕色，水层显无色；无色碘化钾溶液加入氯水或溴水后呈棕黄色，再加入四氯化碳后，油层显紫红色，水层显无色。无色氯化钠溶液加入溴水后呈棕黄色，再加入四氯化碳后，油层显红棕色，水层显无色。

溶液颜色的变化，说明氯可以把溴或碘从它们各自的卤化物中置换出来，溴可以把碘从碘化物中置换出来，而溴不能把氯从氯化物中置换出来。

$$2NaBr + Cl_2 == 2NaCl + Br_2$$
$$2KI + Cl_2 == 2KCl + I_2$$
$$2KI + Br_2 == 2KBr + I_2$$
$$2NaCl + Br_2 \xcancel{==} 2NaBr + Cl_2$$

同理实验说明，碘不能置换氯化物中的氯和溴化物中的溴。

由此证明卤素单质的活性顺序：

$Cl_2 > Br_2 > I_2$（注：氟的性质比氯、溴、碘更活泼）

卤素是活泼的非金属元素，它们的活性随着核电荷数的增加、原子半径的增大而减弱。

碘与淀粉反应

在试管中加入少量淀粉溶液，滴入几滴碘试液，观察溶液的颜色。

可以观察到溶液呈蓝色。碘遇淀粉显蓝色，这是碘的一种特殊性质。利用碘的这一特性，可以鉴别碘或淀粉的存在。

卤离子的检验

卤离子的检验

取 3 支试管，分别加入 0.1 mol/L NaCl、NaBr 和 KI 溶液 3 mL，再分别滴加 3~5 滴 0.1 mol/L $AgNO_3$ 溶液，充分振荡，观察沉淀颜色。然后，分别滴加稀硝酸数滴，观察沉淀是否溶解。

实验结果表明，卤化银的颜色各不相同，氯化银是白色沉淀，溴化银是淡黄色沉淀，碘化银是黄色沉淀（图 1-4）。加入稀硝酸，生成的沉淀均不溶解。

$$NaCl + AgNO_3 == NaNO_3 + AgCl\downarrow（白色沉淀）$$
$$NaBr + AgNO_3 == NaNO_3 + AgBr\downarrow（淡黄色沉淀）$$
$$KI + AgNO_3 == KNO_3 + AgI\downarrow（黄色沉淀）$$

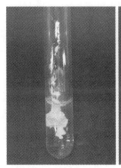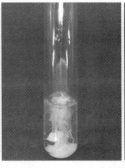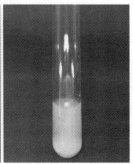

图 1-4　卤化银的沉淀

利用氯化物、溴化物及碘化物与 $AgNO_3$ 溶液反应生成的卤化银颜色不同，可以进行卤离子（Cl^-、Br^-、I^-）的检验。

知识拓展

氟、碘元素是人体的必需元素,它们与人体健康的关系极为密切。氟主要分布在人体的骨骼、牙齿、指甲和毛发中。一般情况下,氟主要来自自来水。氟能抑制牙齿上残留食物的酸化,因此人体缺氟,就会引起龋齿。但是如果氟过量了,又会患氟斑牙(图1-5)或氟骨症。在某些地下水氟含量超标地区,老年人患氟骨症的现象比较普遍。

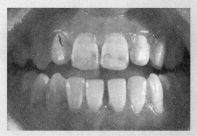

图1-5   氟斑牙

对于市场上出现的含氟牙膏并不是人人都适用,在不同地区的生态环境中,氟的含量本身就有高有低,如果在高氟地区推广含氟牙膏,就会增加患病风险。

碘是甲状腺激素的组成成分,具有重要的生理功能。人体缺碘就会造成一系列的生化紊乱,如引起地方性甲状腺肿,导致婴幼儿体格发育停滞、智力低下等。我国政府采用国家标准在食盐中按一定比例添加补碘剂(KIO_3)。在我国某些沿海地区,并不缺乏碘,过量补碘会增加人群患甲状腺功能亢进的风险。

常见的
金属元素

知识点/
考点

第三节   常见的金属元素

学习目标

1. 掌握钠和钾的物理和化学性质。

2. 熟悉碱金属的化学反应。

3. 了解常见的金属元素与人体健康的关系。

情境导入

钠元素是一种常见元素,占人体总质量的0.15%左右,虽然钠的含量看起来很少,但在人体中却发挥着十分重要的作用。正常人体内流动的血液,有一个比较稳定的酸碱度,即pH在7.35~7.45之间,当血液的pH小于7.35或大于7.45时,就发生酸中毒或碱中毒,人就会感到疲乏、虚弱、呼吸加重,严重时导致死亡。维持pH主要靠血液中的缓冲剂$NaHCO_3–H_2CO_3$,而钠离子(Na^+)是这一缓冲剂的主要角色。钠离子还是构成人体体液的重要成分。人的心脏跳动离不开体液,所以成人每天需摄入一定量的钠离子,同时又经汗液、尿液排出部分钠离子,以维持体内钠离子的含量基本不变。这就是人大量出汗或手术后需补充一定量食盐水的原因。

碱金属指的是元素周期表ⅠA族元素中所有的金属元素,目前共计锂(Li)、钠(Na)、钾(K)、铷(Rb)、铯(Cs)、钫(Fr)6种,前5种存在于自然界中,钫只能由核反应产生。碱金属是金属性很强的元素,其单质也是典型的金属,表现出较强的导电性、导热性。碱金属的单质反应活性高,在自然状态下只以盐的形式存在,钾、钠是海洋中的常见元素,在生物体中也发挥着重要作用;其余元素则属于稀有金属元素,在地壳中的含量十分稀少。

(一) 钠

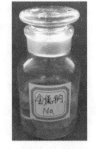

钠元素位于元素周期表第三周期,第ⅠA族,其单质(图1-6)质地软,能与水反应生成氢气。在地壳中钠的含量为2.83%,居第六位,主要以钠盐的形式存在,如食盐(氯化钠)、智利硝石(硝酸钠)和纯碱(碳酸钠)等。钠也是人体肌肉组织和神经组织中的主要成分之一。

钠原子的最外层只有1个电子,很容易失去,具有强还原性。因此,钠的化学性质非常活泼,能够与绝大部分非金属单质和部分有机物反应。在与其他物质发生氧化还原反应时,作还原剂,都是由0价升为+1价,通常以离子键形式结合。

图1-6　金属钠

(二) 钠的化学反应

1. 与氧气反应

在常温时:$4Na + O_2 == 2Na_2O$(氧化钠,灰色)

在点燃时:$2Na + O_2 \xrightarrow{\text{点燃}} Na_2O_2$(过氧化钠,淡黄色粉末)

钠在空气中点燃时,迅速熔化为一个闪亮的小球,发出黄色火焰,生成过氧化钠。氧化钠和氧气加热时化合成为过氧化钠,化学方程为$2Na_2O + O_2 == 2Na_2O_2$。

2. 与非金属反应

$$2Na + Cl_2 == 2NaCl \text{(放出大量热,生成大量白烟)}$$

$$2Na + Br_2 == 2NaBr \text{(溴化钠,可以用作镇静剂)}$$

$$2Na + S == Na_2S \text{(硫化钠,钠与硫研磨会发生爆炸)}$$

3. 与水反应

实践活动

在烧杯中加一些水,滴入几滴酚酞试剂,然后把一小块钠放入水中(图1-7)。观察实验现象。

钠和水的
反应

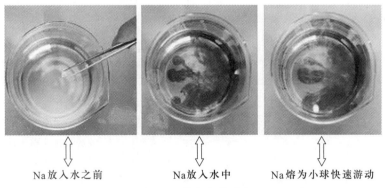

Na放入水之前　　　Na放入水中　　　Na熔为小球快速游动

图1-7　钠与水的反应

观察到的现象及由现象得出的结论：

（1）钠浮在水面上（钠的密度比水小）；

（2）钠熔成一个闪亮的小球（钠与水反应放出热量,钠的熔点低）；

（3）钠在水面上四处游动（有气体生成）；

（4）发出嘶嘶的响声（生成了气体,反应剧烈）；

（5）事先滴有酚酞试剂的水变红（有碱生成）。

反应方程式：

$$2Na + 2H_2O == 2NaOH + H_2\uparrow$$

钠与水剧烈反应,能引起氢气燃烧甚至爆炸,所以钠失火绝不能用水或泡沫灭火器扑救,必须用干燥沙土来灭火。

4. 与金属卤化物反应

钠具有很强的还原性,可以从一些熔融的金属卤化物中把金属置换出来。但由于钠极易与水反应,所以不能用钠把金属活性居于钠之后的金属从其盐的水溶液中置换出来。

知识拓展

钾可以调节细胞内适宜的渗透压和体液的酸碱平衡,参与细胞内糖类和蛋白质的代谢,有助于维持神经健康和正常心跳规律,可以预防中风并协助肌肉正常收缩。在摄入高钠而导致高血压时,钾具有降血压的作用。

人体钾缺乏可引起心跳不规律、心电图异常、肌肉衰弱和烦躁,最后导致心跳停止。一般而言,身体健康的人会自动将多余的钾排出体外。

中国营养学会提出的每日膳食中钾的"安全和适宜的摄入量"如下：初生婴儿至6个月为 350~925 mg,1 岁以内为 425~1 275 mg,1 岁以上儿童为 550~1 650 mg,4 岁以上儿童为 775~2 325 mg,7 岁以上儿童为 1 000~3 000 mg,11 岁以上青少年为 1 525~4 575 mg,成年男女为 1 875~5 625 mg。这个参考指标与美国国家科学研究委员会的食品与营养委员会估计的安全和适宜的膳食钾日摄取量相当。

总结归纳

常见的非金属元素和金属元素分别列于表 1-2 和表 1-3 中。

表 1-2　常见的非金属元素

元素	构成	总结
卤素	氟（F）、氯（Cl）、溴（Br）、碘（I）、砹（At）	1. 氯气的物理和化学性质 2. 漂白粉的原理和使用 3. 卤素的物理和化学性质 4. 卤素离子的鉴定反应

表 1-3　常见的金属元素

元素	构成	总结
碱金属	锂(Li)、钠(Na)、钾(K)、铷(Rb)、铯(Cs)、钫(Fr)	1. 钠和钾的物理和化学性质 2. 钠、钾元素及其化合物与人体健康的关系

目标检测

一、单项选择题

1. 在下列物质中,同时含有氯分子、氯离子、次氯酸的是(　　)。
A. 氯酸钾　　　　　B. 液氯　　　C. 氯水　　　D. 次氯酸钾

2. 保存固体氢氧化钠,应该选择(　　)容器。
A. 玻璃　　　　　B. 塑料　　　C. 铁制　　　D. 铝制

3. 氯气在常温下的状态是(　　)。
A. 无色无味的气体　　　　　　B. 淡黄色有臭鸡蛋气味的气体
C. 红棕色气体　　　　　　　　D. 黄绿色有刺激性的有毒气体

4. 碘缺乏病是目前已知的导致人智力障碍的主要原因。为解决这一问题,我国已经开始实施"智力工程",最经济可行的措施是(　　)。
A. 大量食用海带　　　　　　　B. 食用加碘盐
C. 面包加碘盐　　　　　　　　D. 注射含碘药剂

5. 下列物质中能使淀粉碘化钾溶液变蓝色的是(　　)。
A. 盐酸　　　　　B. 碘化钠　　　C. 氯水　　　D. 生理盐水

6. 若将金属钠充分燃烧后的产物暴露在空气中,得到的白色固体是(　　)。
A. Na_2O　　　　　B. Na_2O_2　　　C. $NaOH$　　　D. Na_2CO_3

7. 把一小块金属钠长期放置于空气中,最终得到的物质是(　　)。
A. $NaHCO_3$　　　　B. Na_2CO_3　　　C. $NaOH$　　　D. Na_2O_2

8. 下列物质中可用于治疗胃酸过多的是(　　)。
A. 碳酸氢钠　　　　B. 氢氧化铜　　C. 氧化钠　　　D. 碳酸钠

二、填空题

1. 漂白粉的有效成分是_____,漂白粉在潮湿的空气中容易失效的原因是_____。

2. 卤素位于周期表_____族,包括_____、_____、_____、_____五种元素。

3. 生理盐水是_____的_____溶液。

4. 钾与钠具有相似的化学性质,请试着写出钾与水反应的化学方程式:_____。

5. 配制 $NaOH$ 溶液时,常用煮沸后冷却的新鲜蒸馏水,其目的是_____。

三、解答题

1. 为什么新制氯水有很强的漂白能力,久置后就没有漂白能力了?

2. 在含有溴化钠和碘化钠的混合液里通入过量的氯气,然后将溶液蒸干,再把残渣灼烧,最后留下的是什么物质?说明理由并写出有关的反应方程式。

3. 现有失去标签的三个试剂瓶,分别盛着 NaCl、NaBr、KI 溶液,请用化学方法鉴别。

练习与拓展   学习小结   参考答案

第二单元　物质的结构与元素周期律

第一节　原子结构和同位素

原子结构
和同位素

知识点/
考点

学习目标

　　1. 掌握原子核中质量数、质子数和中子数的关系,1～20 号元素原子结构示意图、电子式。

　　2. 熟悉电子层、原子核外电子排布规律,元素的周期律,原子核外电子排布的周期性。

　　3. 了解元素和同位素,元素最高正价周期性变化。

情境导入

　　放射性同位素在医学上的应用,使多种恶性肿瘤的治疗效果得到显著改善(图 2-1)。采用各种放射源(^{60}Co、^{137}Cs、^{192}Ir 等)直接或通过手术植入患者体腔内或肿瘤部位,实施短程放射治疗,使肿瘤部位有较高剂量,而周围正常组织损伤较小。另外,也可把放射性药物直接引入体内进行治疗,如 ^{198}Au、^{90}Y、^{177}Lu 等可治疗白血病、支气管癌等。将 ^{32}P、^{90}Sr、^{60}Co 等 β 放射性同位素制成适当活度的放射源,敷贴在体表疾患处,可治疗某些浅表疾病,如神经性皮炎、慢性湿疹、毛细血管瘤等。元素的这些性质与其本身的原子结构有关,本节将在物质结构知识的基础上,进一步介绍原子的组成和结构及同位素的运用。

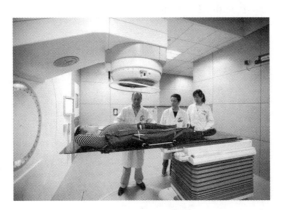

图 2-1　放射治疗

(一) 原子的组成

1911 年,卢瑟福根据 α 粒子散射实验的结果提出了原子的结构模型。原子由带正电荷的原子核和核周围带负电荷的电子组成,电子在核外做高速运动。原子的直径约为10^{-10} m,而原子核的直径仅为原子直径的十万分之一,所以原子核外有"很大的空间"供电子做高速运动(图2-2)。

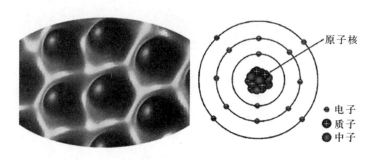

(a) 硅原子隧道扫描图　　　　　　(b) 硅原子的结构示意图

图 2-2　硅原子隧道扫描图和硅原子的结构示意图

原子核是由带一个单位正电荷的质子和电中性的中子构成。因此,原子核的核电荷数等于核内质子数。核外的每个电子带一个单位负电荷,核外电子所带的负电荷数与原子核所带的正电荷数正好相等,即整个原子为电中性。

按核电荷数由小到大的顺序给元素编号,所得的序号称为该元素的原子序数。显然,原子序数的数值等于该元素原子的核电荷数。因此原子中存在如下关系:

$$原子序数 = 核电荷数 = 核内质子数 = 核外电子数$$

如 8 号元素氧,其原子的核电荷数为 8,原子核内有 8 个质子,核外有 8 个电子。

计算表明,原子中质子和中子的质量分别为 $1.672\ 4 \times 10^{-27}$ kg 和 $1.674\ 9 \times 10^{-27}$ kg,而每个电子的质量仅为质子质量的 1/1 836,所以原子的质量主要集中在原子核内。按照相对原子是以 1 个 ^{12}C 原子质量 $1.992\ 7 \times 10^{-26}$ kg 的 1/12 为标准的取值方法,质子和中子的相对质量分别为 1.007 和 1.008,近似值为整数 1。如果将原子核内所有的质子和中子的相对原子质量相加,所得数值称为原子质量数。用符号 A 表示原子质量数,Z 表示质子数,N 表示中子数,则

$$质量数(A) = 质子数(Z) + 中子数(N)$$

$$原子\begin{cases}原子核\begin{cases}质子 & Z \\ 中子 & A-Z=N\end{cases} \\ 核外电子 & Z\end{cases}$$

原子组成的表示方法:

$$\begin{matrix}质量数 \longleftarrow \\ 质子数 \longleftarrow\end{matrix} {}_{Z}^{A}X \longrightarrow 元素符号$$

如 ${}_{17}^{37}Cl$ 表示氯原子的质量数为 37,质子数为 17,中子数为 20,核外电子数为 17,氯是第 17 号元素。

原子失去电子成为阳离子,原子得到电子成为阴离子,因此同种元素的原子和离子间的区别是核外电子数不同。如 ${}_{17}^{37}Cl^{-}$ 表示氯离子的质量数为 37,质子数为 17,中子数为 20,核外电子数为 18,氯是第 17 号元素;${}_{11}^{23}Na^{+}$ 表示钠离子的质量数为 23,质子数为 11,中子数为 12,

核外电子数为 10,钠是第 11 号元素。

（二）同位素及其应用

元素是具有相同核电荷数的同一类原子的总称。也就是说,同种元素原子的质子数相同。若同种元素原子的原子核里含有不同数目的中子,就形成同种元素的多种原子。例如,表 2-1 中氢元素的 3 种同位素。

表 2-1 氢元素的 3 种同位素

同位素名称	符号	原子核		核电荷数	质量数
		质子数	中子数		
氕（piē）	^1_1H 或 H	1	0	1	1
氘（dāo）	^2_1H 或 D	1	1	1	2
氚（chuān）	^3_1H 或 T	1	2	1	3

表 2-1 表明,氕（^1_1H）、氘（^2_1H）、氚（^3_1H）三种原子原子核内都只有 1 个质子,但中子数不同,分别为 0、1、2,是质量数不同的三种氢原子。这种质子数相同,而中子数不同的同种元素的不同原子互称为该种元素的同位素。碳元素也有 3 种同位素,见表 2-2。

表 2-2 碳元素的 3 种同位素

符号	原子核		核电荷数	质量数
	质子数	中子数		
$^{12}_6C$	6	6	6	12
$^{13}_6C$	6	7	6	13
$^{14}_6C$	6	8	6	14

大多数元素都有同位素。碘元素有 $^{127}_{53}I$ 和 $^{131}_{53}I$ 等同位素,钴元素有 $^{59}_{27}Co$ 和 $^{60}_{27}Co$ 等同位素。同一种元素的各种同位素原子,在物理性质上有差异,而化学性质几乎相同。

同位素可分为放射性同位素和稳定同位素两类,能自发地放射出肉眼看不到的 α、β 或 γ 射线的同位素称为放射性同位素,不能放出射线的同位素称为稳定同位素。放射性同位素又可分为天然放射性同位素和人造放射性同位素。

$$同位素\begin{cases}稳定同位素\\放射性同位素\begin{cases}天然放射性同位素\\人造放射性同位素\end{cases}\end{cases}$$

（三）原子核外电子的排布

1. 原子核外电子排布规律

原子中,电子在原子核外的空间做高速运动。在含有多个电子的原子中,电子的能量有所不同,它们的运动区域也有所不同。这些不同的运动区域称为电子层。电子层由内向外依次排布,用符号 n 表示,取值范围 $n = 1、2、3、4、5、6、7$（或用 K、L、M、N、O、P、Q 表示）。n 值越小的电子层离原子核越近,其能量越低;n 值越大的电子层离原子核越远,其能量越高。

原子核外电子排布有一定的规律：

第一，核外电子总是尽先排布在能量低的电子层上，然后由里向外，依次排布在能量逐步升高的电子层上。即排满了 K 层才排 L 层，排满了 L 层才排 M 层。

第二，各电子层最多容纳的电子数为 $2n^2$。

$n=1$ K 层   最多容纳的电子数为 $2 \times 1^2 = 2$

$n=2$ L 层   最多容纳的电子数为 $2 \times 2^2 = 8$

$n=3$ M 层   最多容纳的电子数为 $2 \times 3^2 = 18$

第三，最外层电子数不超过 8 个（K 层为最外层时不超过 2 个），次外层电子数不超过 18个，倒数第三层电子数不超过 32 个。

以上规律是相互联系的，不能孤立使用。

2. 核外电子排布的表示方法

（1）原子结构示意图   用 ⊕X 表示原子核和核电荷数为 X，弧线表示电子层数，弧线上的数字表示电子数，如 17 号元素 Cl 其原子核外电子在第 1~3 层排布的数目分别为 2、8、7。氯原子结构示意图表示为：

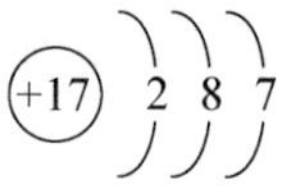

$$(+17)\ 2\ 8\ 7$$

表 2-3 给出了 1~20 号元素原子结构示意图。

表 2-3   1~20 号元素原子结构示意图

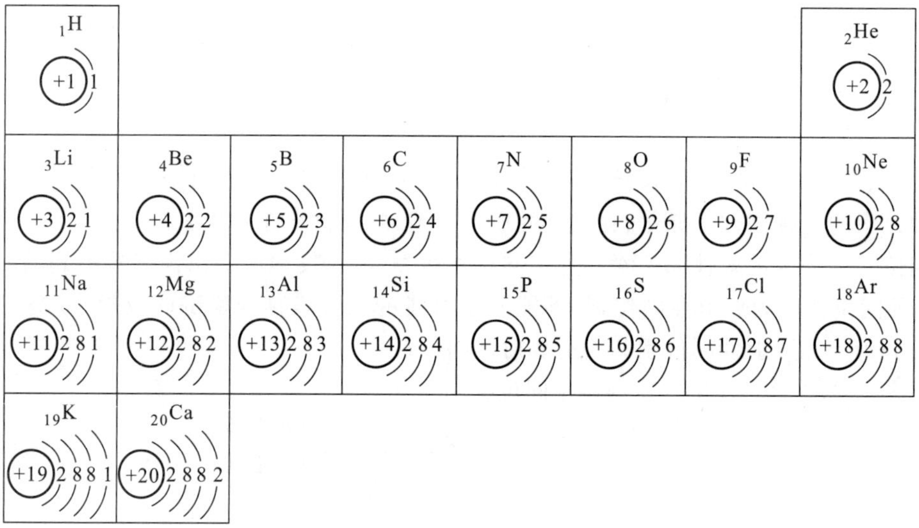

（2）电子式   用符号表示原子核和芯电子（又称内层电子），并在元素符号周围用·或×表示原子最外层的电子。图 2-3 是五种元素原子的电子式。

·H   ·He·   ·Ṡi·   :Ḟ·   ·Ṗ·

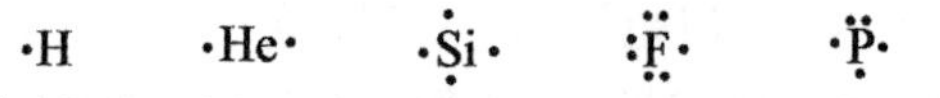

氢原子   氦原子   硅原子   氟原子   磷原子

图 2-3   五种元素原子的电子式

知识拓展

放射性同位素在医学上的应用

放射性同位素用于医学领域已有90多年的历史,在此过程中形成了一门年轻的学科——核医学。核医学除了进行本节开篇所讲的放射治疗外,还可以进行临床诊断。

1. 体内检查(功能测定与显像技术)

应用放射性同位素或其标记化合物,可以测定甲状腺、肾、心、肺和消化系统的功能,并能进行血液系统检查。例如,甲状腺有摄取或浓集^{131}I的功能,^{131}I的摄取速率和摄取量与甲状腺功能状态有关。口服^{131}I 24 h后,用核探测器在颈部(甲状腺部位)测量甲状腺摄取^{131}I的情况,可以判断甲状腺的功能状态。

2. 体外检查(竞争放射分析等)

利用放射性同位素作体外微量分析,是基于被测物质及其放射性同位素标记物对特异性结合试剂竞争结合原理建立的"竞争放射分析法",现已用于某些癌症的早期诊断、心肌梗死的诊断、临床药物监测等。

3. 基础医学研究

放射性同位素作为示踪原子,广泛应用于基础医学研究中。将放射性同位素特异地标记在核酸分子的链节上,通过超微量分析方法,可以进行结构分析。应用这种技术,已阐明了几十种不同来源的转运核糖核酸的排列,弄清了某些核糖核蛋白体的结构。在肿瘤病因研究中,应用放射性同位素技术研究病变与正常核酸结构上表现的差异,从分子生物学角度探讨肿瘤细胞起因的工作也取得成果。

第二节 元素周期律和元素周期表

元素周期律和元素周期表

 学习目标

1. 掌握元素周期表的结构,周期、短周期和长周期,族、主族与副族,主族元素金属性和非金属性强弱递变规律。
2. 熟悉周期序数与电子层数的关系,主族序数与最外层电子数的关系。
3. 了解元素周期表的应用。

知识点/考点

 情境导入

1875年,法国化学家布瓦博德朗在分析比里牛斯山的闪锌矿时发现一种新元素——镓(图2-4),测得镓的密度是4.7 g/cm³。不久他收到了门捷列夫的来信,信中指出镓的密度应该是5.9~6.0 g/cm³。当时布瓦博德朗很疑惑,他是唯一手里掌握金属镓的人,门捷列夫是怎样知道镓密度的呢? 后来经过重新测定,镓的密度确实为5.9 g/cm³。

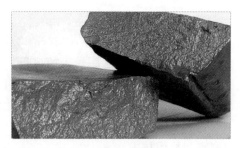

图 2-4 镓

（一）元素周期律

周期律就是周期性变化的规律,这是物质运动变化的一个普遍规律。为了认识元素间的相互关系和内在规律,将原子序数为 3 ~ 18 的元素原子的最外层电子数、原子半径、金属性和非金属性及主要化合价等性质列于表 2-4 中,并加以讨论。

由表 2-4 可以看出,元素按原子序数递增排序后,原子的最外层电子数、原子半径、最高正化合价和负化合价及元素的金属性和非金属性都发生了周期性的变化。

表 2-4   元 素 性 质 随 原 子 序 数 的 周 期 性 变 化

原子序数	3	4	5	6	7	8	9	10
元素符号	Li	Be	B	C	N	O	F	Ne
最外层电子数	1	2	3	4	5	6	7	8
原子半径/pm	152	111	88	77	70	66	64	160
金属性和非金属性	活泼金属	两性元素	不活泼非金属	非金属	活泼非金属	很活泼非金属	最活泼非金属	稀有气体
最高正化合价	+1	+2	+3	+4	+5			
原子序数	11	12	13	14	15	16	17	18
元素符号	Na	Mg	Al	Si	P	S	Cl	Ar
最外层电子数	1	2	3	4	5	6	7	8
原子半径/pm	186	160	143	117	110	104	99	191
金属性和非金属性	很活泼金属	活泼金属	两性元素	不活泼非金属	非金属	活泼非金属	很活泼非金属	稀有气体
最高正化合价	+1	+2	+3	+4	+5	+6	+7	

1. 原子最外层电子数的周期性变化

随着原子序数的递增,原子最外层电子数从 1 个递增到 8 个(K 层最多为 2 个),达到稳定结构。

2. 原子半径的周期性变化

具有相同电子层数的原子,随着原子序数的递增,原子半径逐渐减小,元素的原子半径呈周期性的变化。

3. 元素主要化合价的周期性变化

元素最高正化合价周期性地从+1价依次递变到+7价(氧、氟例外),非金属元素的负化合价周期性地从-4价依次递变到-1价。并且,非金属元素的最高正化合价与最低负化合价绝对值之和等于8。

4. 元素金属性和非金属性的周期性变化

通常把原子失去电子成为阳离子的趋势称为元素的金属性。原子越容易失去电子,则生成的阳离子越稳定,该元素的金属性就越强。把原子得到电子成为阴离子的趋势称为元素的非金属性。原子越容易得到电子,则生成的阴离子越稳定,该元素的非金属性就越强。

具有相同电子层数的原子,随着原子序数的递增,从活泼金属开始,元素的金属性减弱,非金属性逐渐增强,到活泼的非金属——卤素,最后是稀有气体。

综上所述,元素的性质随着原子序数的递增呈现周期性变化的规律称为元素周期律。

(二)元素周期表

根据元素周期律,把现在已知的118种元素中电子层数相同的各种元素,按原子序数递增的顺序从左到右排成横行,再把不同横行中最外电子层上电子数相同、性质相似的元素,按电子层数递增的顺序由上而下排成纵行,这样制成的一张表称为元素周期表。元素周期表是元素周期律的具体表现形式,它反映了元素之间相互联系和变化的规律。

(1)周期 具有相同电子层数而又按照原子序数递增的顺序从左到右排列成横行的一系列元素,称为一个周期。元素周期表中共有7个周期,依次用1、2、3、4、5、6、7表示。元素的周期序数与该元素原子具有的电子层数的关系为:

周期序数=电子层数

各周期里元素的数目不完全相同。含元素较少的第1、2、3周期称为短周期;含元素较多的第4、5、6周期称为长周期;未填满的第7周期称为不完全周期。

(2)族 元素周期表中共有18个纵行,除第8、9、10三个纵行标为第Ⅷ族外,其余15个纵行,每个纵行标为一族。族序数用罗马数字Ⅰ、Ⅱ、Ⅲ、Ⅳ、Ⅴ、Ⅵ、Ⅶ等表示。族可分为主族、副族、第Ⅷ族和0族。

① 主族:由短周期元素和长周期元素共同构成的族称为主族。共有7个主族,在族序数后标"A",如ⅠA、ⅡA…ⅦA。同一主族元素的最外层电子数相同,主族元素的族序数和该元素原子的最外层电子数的关系为:

主族元素族序数=最外层电子数

② 副族:完全由长周期元素构成的族称为副族,共有7个副族,在族序数后标"B"。如ⅠB、ⅡB…ⅦB。副族元素的核外电子排布情况比较复杂,这里不作介绍。

③ 第Ⅷ族:由长周期元素第8、9、10三个纵行构成的族称为第Ⅷ族。通常把第Ⅷ族和全部副族元素称为过渡元素。

④ 0 族：由稀有气体元素构成的族称为 0 族。0 族元素的最外层电子为 8 个（氦的最外层电子为 2 个）。

（三）元素周期表中主族元素性质的递变规律

1. 同周期中主族元素性质的递变规律

同周期元素从左到右，最外层电子数依次增多，原子半径逐渐减小，原子核对最外层电子的吸引能力逐渐增强，元素失去电子的能力逐渐减弱，而得到电子的能力逐渐增强。因此，从左到右，元素金属性逐渐减弱，非金属逐渐增强。

以第 3 周期元素的化学性质为例，讨论同周期元素递变规律。

实践活动

在一个小烧杯里加入 15 mL 水和 1 滴酚酞试剂，再加入 1 粒绿豆大小的金属钠，观察实验现象（图 2-5）。

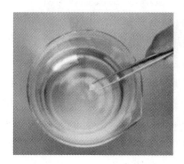
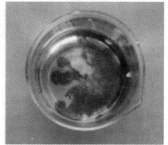

图 2-5　钠与水的反应

11 号元素钠的单质能与冷水剧烈反应，放出氢气，生成的氢氧化钠是强碱。

$$2Na + 2H_2O === 2NaOH + H_2\uparrow$$

在试管中加入 4 mL 水和 1 滴酚酞试剂，再加入少量镁粉，观察实验现象，再加热，观察实验现象。

12 号元素镁的单质不易与冷水作用，但能与热水发生反应，放出氢气，反应后的溶液变红，生成的氢氧化镁的碱性比氢氧化钠的碱性弱，说明镁的金属性不如钠强。

$$Mg + 2H_2O \xrightarrow{\triangle} Mg(OH)_2 + H_2\uparrow$$

取一小片铝片和一小段镁条，用砂纸去掉表面的氧化膜，分别放入两支试管中，再各加入 3 mL 稀盐酸，观察现象。

13 号元素铝的单质能与盐酸发生反应，置换出氢气，但不如镁与盐酸的反应剧烈。说明铝的金属性不如镁强。

$$Mg + 2HCl === MgCl_2 + H_2\uparrow$$
$$2Al + 6HCl === 2AlCl_3 + 3H_2\uparrow$$

综上所述，同周期主族元素从左到右，金属性逐渐减弱，非金属性逐渐增强。

2. 同主族元素的金属性与非金属性的递变规律

在同一主族里，各元素原子的最外层电子数相等。从上到下，电子层数逐渐增多，原子半径逐渐增大,得到电子的能力逐渐减弱,失去电子的能力逐渐增强。如第ⅦA族,元素的非金属性按照氟、氯、溴、碘、砹的顺序依次减弱;第ⅠA族,元素的金属性按照锂、钠、钾、铷、铯、钫的顺序依次增强。

因此,同主族元素,从上到下,金属性逐渐增强,非金属性逐渐减弱。

 知识拓展

元素周期表的应用

元素周期表把看似不相关的元素统一起来,形成了一个整体,揭示了元素间相互联系的自然规律,是学习和研究化学的重要工具,并对化学和其他学科的发展起着重要促进作用。

1. 寻找新材料——超导体

超导体是需要在极低的温度下发挥几乎没有电阻的特性的材料。为此,科学家亟须深入元素周期表的不同区域来寻找高温超导体。目前,对[稀土元素][氧][掺杂物][过渡金属元素][五价元素]这一化学公式不断替换修改获得了大量新的材料,其中稀土元素可以在镧、钐、镨、钕、铈、钇之间变换,也可以把砷替换成磷,铁替换为镍,甚至把掺杂物由提供额外电子的氟替换为提供空穴的锶或氧。

2. 指导探矿

地球上化学元素的分布跟它们在元素周期表里的位置有密切的联系。科学实验发现:相对原子质量较小的元素在地壳中含量较多,相对原子质量较大的元素在地壳中含量较少;偶数原子序数的元素较多,奇数原子序数的元素较少。处于地球表面的元素多数呈现高价,处于岩石深处的元素多数呈现低价;碱金属一般是强烈的亲石元素,主要富集于岩石圈的最上部;熔点、离子半径、电负性大小相近的元素往往共生在一起,同处于一种矿石中。在岩浆演化过程中,电负性小、离子半径较小、熔点较高的元素和化合物往往首先析出,进入晶格,分布在地壳的外表面。有的科学家把元素周期表中性质相似的元素分为十个区域,并认为同一区域的元素往往是伴生矿,这对探矿具有指导意义。

第三节 化 学 键

化学键

 ◤**学习目标**

1. 掌握离子键、共价键、配位键的概念。
2. 熟悉离子化合物、共价化合物和配位化合物的电子式。
3. 了解离子化合物和共价化合物的电子形成过程。

知识点/考点

情境导入

　　到目前为止,已发现的元素有 118 种。由这 118 种元素的原子组成了一个千变万化、绚丽多彩的宏观世界。通过元素周期表的学习,认识了原子结构决定元素性质的规律。那么原子结构对原子形成物质的方式有何影响呢? 元素的原子是通过什么作用形成这么多形形色色的物质呢? 图 2-6 是 NaCl 晶体以及 NaCl 的晶体结构。

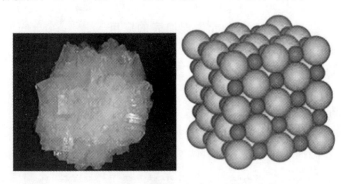

图 2-6　NaCl 晶体以及 NaCl 的晶体结构

　　原子能够相互结合在一起,是因为原子间存在着强烈的相互作用。化学上将物质中直接相邻的原子(或离子)间存在较强烈的相互作用称为化学键。根据相互作用的方式不同,化学键分为离子键、共价键和金属键等。

(一) 离子键

1. 离子键

　　活泼金属和活泼非金属形成化合物时,通常以离子键的形式结合。离子键是由活泼金属元素原子失去电子形成的阳离子与活泼非金属元素原子得到电子形成的阴离子,通过静电作用形成的。

　　以氯化钠为例讨论离子键的形成。当金属钠与氯气发生化学反应时,由于 Na 原子最外层只有 1 个电子,所以很容易失去最外层的 1 个电子形成稳定的 Na^+;而 Cl 原子最外层有 7 个电子,很容易得到 1 个电子形成稳定的 Cl^-。带相反电荷的 Na^+ 和 Cl^- 靠静电作用,即可形成稳定的离子键,生成 NaCl(图 2-7)。

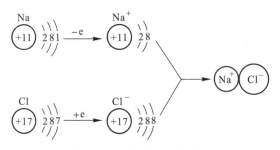

图 2-7　NaCl 离子键的形成

　　氯化钠离子键的形成过程,可以用电子式来表示如下:

$$Na^{\times} + \cdot \overset{\displaystyle ..}{\underset{\displaystyle ..}{Cl}} : \longrightarrow Na^+ \; [\overset{\displaystyle ..}{\underset{\displaystyle ..}{\overset{\times}{Cl}}} :]^-$$

一般活泼的金属元素(如 K、Na、Ca、Mg 等)与活泼的非金属元素(如 F、Cl、O、S 等)之间化合时,容易形成离子键。

2. 离子化合物

以离子键结合形成的化合物称为离子化合物,如 KCl、CaCl$_2$、Na$_2$SO$_4$ 和 NaOH 等都是离子化合物。离子化合物大多为晶体,具有较高的熔点和沸点,易溶于水。

化学史话

"食盐社区"

原子就像一幢大厦,每间房间都有一个四位数的门牌号码。底楼只有两间房间,分别是 1001 和 1002,而二楼则有 8 间房间,门牌分别是 2001、2002、2101、2102、2111、2112、2121 和 2122。越是高层的楼,它的房间数量就越多。

脾气暴躁的管理员泡利在大门口张贴了一张布告,宣布没有两个电子房客可以入住同一间房屋。于是电子们争先恐后地涌入这幢大厦,先到的两位占据了底楼那两个价廉物美的房间,后来者因为底楼已经住满,便不得不退而求其次,开始填充二楼的房间。二楼住满后,又轮到三楼、四楼……一直到租金离谱的六楼、七楼、八楼。不幸住在高处的电子虽然入不敷出,却没有办法,因为楼下都住满了电子,没法搬走。叫苦不迭的它们把泡利那蛮横的规定称作"不相容原理"。但是,这一规定的确能够更好地帮助人们理解"化学社会"的一些基本行为准则。比如说,喜欢合群的电子们总是试图让一层楼的每个房间都住满房客。我们设想一座"钠大厦",在它的三楼,只有一位孤零零的房客在 3001 房。而在相邻的"氯大厦"的三楼,则正好只有一间空房没人入主(3122)。出于电子对热闹的向往,"钠大厦"的那位孤独者顺理成章地决定搬迁到"氯大厦"中去填满那个空白的房间,而它也受到了那里房客们的热烈欢迎。这一举动也促成了两座大厦的联谊,形成了一个"食盐社区"。

——曹天元《上帝掷骰子吗? 量子物理史话》

(二) 共价键

1. 共价键

活泼的金属和活泼的非金属化合时易形成离子键。如果非金属之间化合会以什么样的形式结合呢? 下面以氢分子为例说明共价键的形成。

当两个氢原子相互作用时,由于它们得失电子的能力相同,都不能失去或得到电子,而是每个氢原子各提供 1 个电子,组成共用电子对,使每个氢原子的最外层电子都达到 2 电子稳定结构。这样两个氢原子通过共用电子对结合成一个氢分子。

这种原子之间通过共用电子对形成的化学键称为共价键。一般非金属原子相互化合时,易形成共价键,如 H$_2$、HCl、H$_2$O 等都是由共价键形成的。共价键的形成,可用电子式表示。例如:

氢分子　　　　　　　　　$H \cdot + \cdot H \longrightarrow H : H$

氯化氢　　　　　　　　　$H \cdot + \times \overset{\times\times}{\underset{\times\times}{Cl}} \times \longrightarrow H \overset{\times\times}{\underset{\times\times}{Cl}} \times$

水分子　　　　　　$H \cdot + \times \overset{\times\times}{\underset{\times\times}{O}} \times + \cdot H \longrightarrow H \overset{\times\times}{\underset{}{O}} H$

通常用短线"—"表示一对共用电子对。例如,氯化氢 H—Cl,氢气 H—H。

2. 共价化合物

全部由共价键形成的化合物称为共价化合物。例如，HCl、H_2O、NH_3、CO_2 等都是共价化合物。在共价化合物中，由于原子对共用电子对的吸引力不同，造成共用电子对的偏离。其中共用电子对偏向的一方为负价，偏离的一方为正价。例如，HCl 中 H 为 +1 价，Cl 为 -1 价；H_2O 中，H 为 +1 价，O 为 -2 价。

3. 配位键

配位键是一种特殊的共价键，两原子间的共用电子对是由一个原子单独提供，并和另一个原子共用。

这种由一个原子单独供给一对电子为两个原子共用而形成的共价键，称为配位键。例如，NH_3 与 H^+ 结合，NH_3 中 N 原子上有一对孤电子对，而 H^+ 核外没有电子。当氨分子和氢离子作用时，氮原子提供孤电子对和氢离子共用，最终形成 NH_4^+。

$$H\overset{\times}{:}\underset{H}{\overset{H}{N}}\overset{\cdot}{:} + H^+ \longrightarrow \left[H\overset{\times}{:}\underset{H}{\overset{H}{N}}\overset{\cdot}{:}H\right]^+$$

配位键可用箭头"→"表示，箭头指向接受电子的原子，NH_4^+ 的结构式可表示为：

$$\left[\begin{array}{c}H\\|\\H—N\rightarrow H\\|\\H\end{array}\right]^+$$

含配位键的化合物很多，配位键不仅存在于分子和离子之间，也存在于分子和分子、离子和离子以及组成分子的原子之间等。对于大多数化合物，往往同时存在着多种化学键，比如氯化铵（NH_4Cl）中既有离子键，又有共价键，还有配位键。

知识拓展

可见化学键

曾经靠科学家推断出来的分子结构，如今借助尖端技术已经能够清晰地呈现在人们肉眼之下。加州大学伯克利分校的化学家菲利克斯·费舍及其同事在 2013 年 5 月 30 号的《科学》上发表《单分子化学反应中共价键结构的直接成像》一文对此进行了阐述。

研究团队利用原子力显微镜第一次以原子级的分辨率捕捉到石墨烯的形成过程，不仅观察到了整个反应过程和产物，同时也观测到了单个原子之间的共价键。图像中分子的化学键看起来与化学课本中的棒状图几乎一模一样（图 2-8）。

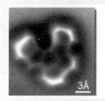 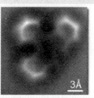

图 2-8　石墨烯产物

第四节　分子的极性及应用

分子的极性及应用

学习目标

1. 掌握极性共价键和非极性共价键的概念。
2. 熟悉常见极性分子和非极性分子。
3. 了解分子极性在药物化学中的应用。

知识点/
考点

情境导入

对于图 2-9 中的两张图片相信大家并不陌生,第一张图是厨房常用的洗洁精,第二张图是洗洁精的配方,其中之一是表面活性剂。经常使用洗洁精的你们,知道洗洁精的去污原理吗?

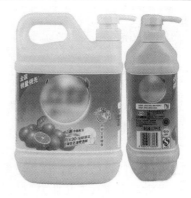

图 2-9　洗洁精

非极性键
与极性键

（一）键的极性

1. 非极性共价键

同种元素的原子间形成的共价键中,两个原子的原子核对共用电子对的吸引力完全相同,共用电子对不偏向任何一个原子,在两核之间均匀分布。这种共价键称为非极性共价键,简称非极性键。例如,H—H 键、Cl—Cl 键。

2. 极性共价键

当两种不同元素的原子之间形成共价键时,由于两个原子的原子核对共用电子对的吸引力不同,共用电子对偏向吸引电子能力较强的原子一方,使其带部分负电荷,而吸引电子能力较弱的原子则带部分正电荷,这种共价键称为极性共价键,简称极性键。

在 H—Cl 分子中,共用电子对偏向 Cl 原子一端,使 Cl 原子带部分负电荷,H 原子带部分正电荷。因此 H—Cl 分子中的共价键是极性键。

（二）分子的极性

分子中正电荷聚集的一点为正电荷重心,负电荷聚集的一点为负电荷重心。分子中正、负电荷重心不重合的分子称为极性分子,正、负电荷重心重合的分子称为非极性分子。分子的极性与化学键的极性和分子空间构型有关。

1. 双原子分子

如果是同种原子形成的双原子分子,如 H_2、O_2、Cl_2 分子中的共价键为非极性键,两个原子间的共用电子对没有偏移,整个分子中,电荷分布均匀,正、负电荷重心重合,这样的分子是非极性分子。

如果是不同种的原子形成的双原子分子,如 HCl、HF、CO 分子中的共价键为极性键,共用电子对偏向吸电子能力强的一方原子,使分子的一端带部分负电荷,另一端带部分正电荷,整个分子中,电荷分布不均匀,正、负电荷重心不重合,这样的分子是极性分子。

2. 多原子分子

多原子分子的极性,取决于键的极性和分子的空间构型。

若多原子分子具有对称结构,则分子正、负电荷重心重合,键的极性互相抵消,分子就是非极性分子(CO_2 直线形对称结构、CH_4 正四面体形对称结构)。若分子的空间构型不对称,则分子正、负电荷重心不重合,键的极性不能互相抵消,分子就是极性分子(H_2O 三角形不对称结构、NH_3 三角锥形不对称结构)。

 知识拓展

神奇的洗洁精

溶质与溶剂分子的极性是影响溶质溶解度的一个重要因素。若溶质与溶剂的极性相近(都为极性或都为非极性),则溶解度较大;反之,则溶解度较小。简单地说就是极性相似相溶。

通常把可以溶解在极性溶剂(水、乙醇等)的物质称为"水性",把可以溶解在非极性溶剂(汽油、丙酮、石油醚等)的物质称为"油性"。一般来说,大多数无机物是"水性"的,大多数有机物是"油性"的。

以烷基磺酸钠($R—SO_3Na$)作为洗洁精中的表面活性剂来讲解去污原理。分子结构式中"$R—$"作为烃基是亲油基,易溶于有机溶剂难溶于水,"$—SO_3^-$"是亲水基,易溶于水难溶于有机溶剂。因此烷基磺酸钠具有亲水和亲油的两重性,可以将原本不相溶的水分子和油分子联系起来,所以洗洁精可以去除附着在表面的油污。在洗涤时,烷基磺酸钠的亲油基溶入油污中,亲水基同时溶入水中。油污因被亲水基包围而彼此间不能结合,分散成小油污,最终被水冲走,清洗干净。

小改变,大发现——极性基团

大多数药物通过有机合成而制得,为了改善其在水中的溶解性,便于吸收,往往是通过化学反应,改变内部结构,增加极性基团。例如,适用于冠心病、心绞痛、心肌梗死、脑动脉和视网膜动脉及外周静脉血栓形成、白塞氏综合征、结节性红斑的丹参酮 II$_A$ 磺酸钠注射液(图 2-10)。唇形科植物丹参中分离的二萜醌类化合物丹参酮 II$_A$,经磺化引入磺酸基增加药物的水溶性。

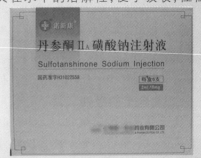

图 2-10   丹参酮 II$_A$ 磺酸钠注射液

第五节　氧化还原反应

氧化还原
反应

学习目标

1. 掌握氧化反应和还原反应的特征、判别方法。
2. 熟悉氧化还原反应的概念和本质。
3. 了解常见的氧化剂和还原剂。

知识点/
考点

情境导入

　　小李是某口腔医院新来的一名护士,护士长指派的任务是为患者配制 1.5% 过氧化氢漱口水进行口腔消毒。小李觉得很纳闷,根据她以前接触到的化学知识,过氧化氢(图 2-11)是一种腐蚀性很强的氧化剂,为什么可以运用于医用口腔和表面创伤的消毒呢? 同学们知道吗?

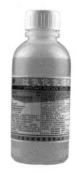

图 2-11　过氧化氢

氧化还原
反应

(一) 氧化还原反应

1. 氧化还原反应的基本概念

在初中化学已学过,物质得到氧的反应称为氧化反应;物质失去氧的反应称为还原反应。例如,碳还原氧化铜的反应。

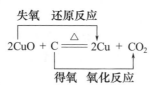

$$2CuO + C \xrightarrow{\triangle} 2Cu + CO_2$$

在反应中,氧化铜失去氧,发生还原反应;碳得到氧,发生氧化反应。这种从得失氧的角度分析氧化还原反应有很大的局限性,只能分析有氧参与的反应。

现在,再从元素化合价升降的角度来分析这个反应。

$$2CuO + C \xrightarrow{\triangle} 2Cu + CO_2$$

铜元素从氧化铜的+2 价降低为单质铜的 0 价,碳元素从单质碳的 0 价升高为二氧化碳的+4 价。这种反应前后,元素化合价有升降变化的反应就称为氧化还原反应,其中物质所含元素化合价升高的反应称为氧化反应;物质所含元素化合价降低的反应称为还原反应。

2. 氧化还原反应的实质

反应一

$$\overset{0}{2Na} + \overset{0}{Cl_2} = \overset{+1-1}{2NaCl}$$

反应二

$$\overset{0}{H_2} + \overset{0}{Cl_2} = \overset{+1-1}{2HCl}$$

观察上述两个反应中的元素化合价的升降变化,反应一中,钠原子失去一个电子,由 0 价上升为 +1 价,发生氧化反应;氯原子得到一个电子,由 0 价降低为 −1 价,发生还原反应。因此,反应前后元素化合价的升降是由原子得失电子造成的,且化合价升降的数值与得失电子数目相等。

反应二中并没有发生电子的得失,而是共用电子对偏离氢原子,化合价升高,发生氧化反应;偏向氯原子,化合价降低,发生还原反应。共用电子对的偏移也能引起元素化合价的升降变化。由此可知,氧化反应的实质是反应中发生了电子的得失或共用电子对的偏移,使反应前后元素的化合价发生升降变化。

（二）还原剂和氧化剂

在氧化还原反应中,得到电子的物质称为氧化剂;失去电子的物质称为还原剂。电子从还原剂转移到氧化剂。

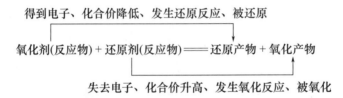

氧化剂在反应中得到电子,化合价降低,具有氧化性,能使反应中的其他物质氧化,而本身发生还原反应,化合价降低的元素被还原。还原剂在反应中失去电子,化合价升高,具有还原性,能使反应中的其他物质还原,而本身发生氧化反应,化合价升高的元素被氧化。例如:

$$\overset{0}{Fe} + \overset{+2}{Cu}\overset{+6}{S}\overset{-2}{O_4} = \overset{+2}{Fe}\overset{+6}{S}\overset{-2}{O_4} + \overset{0}{Cu}$$

单质铁失去电子,铁从 0 价升高到 +2 价,铁是还原剂,发生氧化反应,铁元素被氧化。硫酸铜中铜得到电子,铜从 +2 价降低到 0 价,硫酸铜是氧化剂,发生还原反应,硫酸铜中的铜被还原。

■ 知识拓展

1. 过氧化氢（H_2O_2）

纯净的过氧化氢是无色有刺激性气味的液体,其水溶液俗称双氧水。过氧化氢热稳定性差,见光、受热容易分解,并放出氧气。

$$2H_2O_2 = 2H_2O + O_2\uparrow$$

市售过氧化氢质量分数为 30%,具有强烈腐蚀性,使用时需稀释。医疗上常用 3% 的过氧化氢进行伤口或中耳炎消毒。当它与皮肤、口腔和黏膜的伤口、脓液或污物相遇时,立即分解生成氧。这种尚未结合成氧分子的氧原子,具有很强的氧化能力,与细菌接触时,能破坏细菌菌体,杀灭细菌。杀灭细菌后剩余的物质是无任何毒害、无任何刺激作用的水,不会形成二次污染。此外,1%～1.5%的过氧化氢经常会作为冲洗药物而应用于口腔医学。

2. 硫代硫酸钠($Na_2S_2O_3$)

硫代硫酸钠俗名海波或大苏打,为无色晶体,易溶于水,具有还原性。在医药上,硫代硫酸钠可作为注射剂中的抗氧化剂,防止由于药物的氧化产生的不稳定现象,还可以用于抗过敏、治疗慢性荨麻疹等。

3. 高锰酸钾($KMnO_4$)

高锰酸钾为有金属光泽的紫黑色晶体,易溶于水,溶液呈紫红色,由于 Mn 元素的化合价为最高化合价+7,是一种强氧化剂。在医药上,其稀溶液可作为外用消毒剂:0.1%溶液冲洗感染创面,消毒水果、食物和食具;0.01%～0.02%浓度用于眼科;以1:1 000～1:5 000 溶液洗胃;0.02%浓度用于妇科坐浴;1%高浓度的溶液则用于冲洗毒蛇咬伤的伤口。

4. 碘(I_2)

碘为紫黑色固体,其2%的酒精溶液俗称碘酒,由于游离状态的碘原子具有超强氧化作用,可以破坏病原体的细胞膜结构及蛋白质分子,使其蛋白质变性、死亡,对细菌、真菌、病毒均有杀灭作用。

总结归纳

原子的构成总结于表 2-5 中,元素周期律和元素周期表总结于表 2-6 中,化学键总结于表 2-7 中。

表 2-5　原子的构成

原子	构成	总结
$_Z^A X$	原子核 $\begin{cases} 质子(Z) \\ 中子(N=A-Z) \end{cases}$ 核外电子(Z)	核电荷数(Z)=核内质子数=核外电子数 质量数(A)=质子数(Z)+中子数(N)

表 2-6　元素周期律和元素周期表

元素周期律	元素的性质(最外层电子数、原子半径、化合价、金属性和非金属性)随着元素核电荷数的递增呈现周期性变化的规律,叫作元素周期律		
元素周期表	周期	第1、2、3周期为短周期 第4、5、6周期为长周期 第7周期为不完全周期	从左到右,元素金属性逐渐减弱,非金属性逐渐增强
			周期序数=电子层数
	族	7个主族(A) 7个副族(B) 1个0族(稀有气体) 1个第Ⅷ族(含三个纵列)	同主族元素从上到下,金属性逐渐增强,非金属性逐渐减弱。
			主族序数=最外层电子数

续表

元素周期表中元素性质变化规律	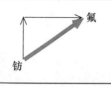	箭头指向的方向是非金属性增强的方向 氟:最活泼非金属 钫:最活泼金属 左下方一般为金属元素,右上方一般为非金属元素

表 2-7 化 学 键

分类		作用力	粒子	举例
离子键		静电引力	阴、阳离子	NaCl
共价键	非极性键	共用电子对	相同原子	Cl_2
	极性键		不同原子	HCl

目标检测

一、单项选择题

1. 质量数用( )来表示。

A. Z B. N C. A D. e

2. $^{226}_{88}Ra$ 的中子数为( )。

A. 88   B. 226   C. 138   D. 314

3. 下列互为同位素的是( )。

A. $^{16}_8O$、$^{14}_7N$ B. ^1_1H、D   C. O_2、O_3 D. $^{14}_6C$、$^{14}_7N$

4. 下列哪一电子层能量最大?( )

A. K   B. L   C. M   D. N

5. 某元素原子核外最外层电子数为 3,则其原子序数可能为( )。

A. 11   B. 13   C. 15   D. 17

6. 下列元素中金属性最强的元素是( )。

A. Na   B. Mg   C. Al   D. Si

7. 元素周期表结构中,与电子层相关的是( )。

A. 周期   B. 族   C. 分区   D. 镧系元素

8. 最活泼的非金属应该出现在元素周期表的( )。

A. 左上角   B. 右上角   C. 左下角   D. 右下角

9. 下列各组中的元素用原子序数表示,其中都是主族的是( )。

A. 14 24 34   B. 26 31 35   C. 5 15 20   D. 11 17 18

10. 下列元素最高价氧化物酸性最强的是( )。

A. Si   B. P   C. S   D. Cl

11. 能与 Cl^- 形成离子键的是( )。

A. H^+ B. Na^+ C. P^{3+} D. O^{2-}

12. 下列元素组,其原子间能以离子键相互结合成化合物的是( )。

A. O Ar B. H Cl C. Na F D. O C

13. 共价键不可能出现在（　　　）。

A. 单质中 B. 离子化合物中 C. 金属中 D. 结晶水合物中

14. 下列采用极性键的是（　　　）。

A. O_2 B. HCl C. Cl_2 D. N_2

15. 由极性键构成的非极性分子的是（　　　）。

A. H_2O B. H_2 C. CO_2 D. NH_3

16. 下列是非极性分子的是（　　　）。

A. H_2O B. NH_3 C. H_2 D. NaCl

17. 下列变化需加入氧化剂才能实现的是（　　　）。

A. $Cl^- \rightarrow Cl_2$ B. $MnO_4^- \rightarrow Mn^{2+}$ C. $CaCO_3 \rightarrow CO_2$ D. $NaCl \rightarrow HCl$

18. 下列反应属于氧化还原反应的是（　　　）。

A. $AgNO_3 + HCl = AgCl\downarrow + HNO_3$

B. $2KI + Cl_2 = 2KCl + I_2$

C. $NH_4Cl + NaOH = NaCl + H_2O + NH_3\uparrow$

D. $NaOH + HCl = NaCl + H_2O$

二、填空题

1. $^{234}_{92}U$ 表示它的质量数为_____，中子数为_____。

2. 原子核由_____和_____组成。

3. 元素周期表包括_____个周期，_____个主族，_____个副族。

4. 已知某元素的原子序数为16，则它位于_____周期_____主族。

5. H_2O 的电子式是_____，CaF_2 的电子式是_____。

6. 原子间通过_____所形成的化学键称为共价键，离子键指的是_____。

7. NaBr、HI、MgO、CaF_2、NH_3、SiO_2 中属于离子化合物的是_____，属于共价化合物的是_____。

三、推断题

1. A 元素原子 M 电子层上有 6 个电子，B 元素与 A 元素的核外电子层数相同，B 元素的原子最外层只有一个电子。

（1）A 元素气态氢化物的分子式：_____。

（2）B 元素的原子结构示意图：_____。

（3）A、B 两元素形成的化合物的名称：_____，分子式：_____。

2. A、B、C、D 是原子序数为 1～20 的四种元素，它们的原子序数由 A 到 D 依次增大。A 最外层电子数是 B、D 最外层电子数之和的 2 倍。A、B 的质子数之和等于 C 的质子数。C 的负一价离子和 Ar 原子的电子层结构相同。B 与 C 是同一周期元素，且 B 是同周期中金属性最强的。

（1）写出 A、B、C、D 四种元素的符号：A_____ B_____ C_____ D_____。

（2）四种元素中，氧化性最强的单质是_____。

（3）画出 B 元素的原子结构示意图_____。

（4）画出化合物 CD 的电子式_____。

（5）A 单质与足量的氧气反应生成的分子是_____。

练习与拓展   学习小结   参考答案

第三单元 溶 液

第一节 胶体溶液和高分子溶液

胶体溶液和高分子溶液

知识点/考点

学习目标

1. 掌握胶体和分散系的概念。
2. 熟悉溶胶的性质,胶体溶液稳定的主要原因和促使溶胶聚沉的方法。
3. 了解胶体在生产生活中的应用。

情境导入

图书馆(图3-1)或者图书大厦里面有许许多多的书籍,为什么你能够很快地就找到你所需要的书?大型超市里有成千上万种商品,为什么你能够迅速地挑出你所需要的商品?这是因为人们将这些物品陈列到书架或者货架之前,已经事先对它们进行了分类处理。把大量事物按照先设定的"标准"进行分类,是人们最熟悉、也是最方便的一种工作方法。这种方法在社会生活、经营管理和科学技术中得到了广泛的应用。

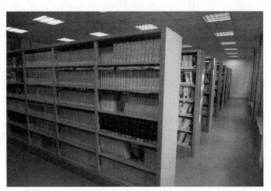

图3-1 图书馆的书

(一)分散系

初中化学里,学到了溶液、乳状液和悬浊液的基本概念。无论是溶液、乳状液和悬浊液,都可以称为分散系。所谓分散系,是指一种或者几种物质以细小的颗粒分散在另一种物质里所形成的体系。其中,被分散的物质称为分散质,容纳分散质颗粒的物质称为分散剂。例如,在生理盐水中,氯化钠是分散质,水则是分散剂。生活中的分散系随处可见,如各种饮料、人体的血液、江河湖海等。

既然分散系那么繁多,就有必要按照一定的"标准"将它们分类。一般的,根据分散质颗粒的大小,可以将分散系分为3个类型(表3-1)。分散质颗粒直径小于1 nm的分散系称为分子或者离子分散系;分散质颗粒直径在 1 ~ 100 nm 的分散系称为胶体分散系;分散质颗粒直径大于 100 nm 的分散系称为粗分散系。

表 3-1 分 散 系 类 型

分散质颗粒直径/nm	分散系类型		分散质颗粒	实例
<1	分子或者离子分散系		小分子或者离子	生理盐水
1 ~ 100	胶体分散系	胶体溶液	胶粒	氢氧化铁
		高分子溶液	单个高分子	蛋白质溶液
>100	粗分散系	乳状液	液体小颗粒	乳汁
		悬浊液	固体小颗粒	钡餐

（二）胶体溶液

胶体溶液的性质

（1）丁铎尔实验。

丁铎尔
实验

实践活动

① 取 3 只小烧杯,分别加入 25 mL 蒸馏水、25 mL $CuSO_4$ 溶液和 25 mL 泥水。将烧杯中的蒸馏水加热至沸腾,向沸水中逐滴加入 1 ~ 2 mL $FeCl_3$ 饱和溶液。继续煮沸至溶液呈红褐色,停止加热。观察制得的 $Fe(OH)_3$ 胶体,并与 $CuSO_4$ 溶液和泥水比较。

② 把盛有 $CuSO_4$ 溶液和 $Fe(OH)_3$ 胶体的烧杯置于暗处,分别用激光笔(或手电筒)照射烧杯中的液体。在与光束垂直的方向进行观察,并记录实验现象(图 3-2)。

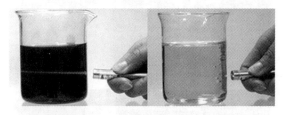

图 3-2 $Fe(OH)_3$ 胶体与 $CuSO_4$ 溶液丁铎尔实验对比

在硫酸铜溶液等分子或离子分散系中,分散质颗粒因为小于 1 nm,入射光透过溶液。在氢氧化铁胶体溶液中,分散质颗粒胶粒的直径在 1 ~ 100 nm 之间,对入射光产生了散射现象,所以光通过氢氧化铁胶体时,就可以观察到一条明亮的光路。早在 1869 年英国物理学家丁铎尔就发现,在暗空中,用一束聚焦光照射胶体,在与光垂直的方向可以看到胶体中有一束混浊发亮的光带,这一现象称为丁铎尔现象。

（2）布朗运动。

实践活动

藤黄是热带产的一种树胶,可作中药或作黄色颜料,有剧毒。

实验关键：

① 藤黄放在有水的凹载玻片上轻轻擦几下即可使用。

② 藤黄的悬浊液宜淡不宜浓。

③ 因为藤黄颗粒比花粉颗粒小，所以最好使用100×15的高倍显微镜观察，镜头因为倍数高物距短，要使成像清楚必须使用油浸镜头，在盖玻片上滴上香柏油。

1827年，英国植物学罗伯特·布朗利用一般的显微镜观察悬浮于水中由花粉所迸裂出的微粒时，发现微粒会呈现不规则状的运动，因而称它布朗运动（图3-3）。

（3）电泳现象。

实践活动

在U形管中注入棕红色的$Fe(OH)_3$胶体，小心地在胶体上方加一层NaCl溶液，使胶体与NaCl溶液之间有一个清晰的界面。然后插入电极，通上直流电，可以看到负极一端胶体的界面渐渐上升，而正极一端胶体的界面渐渐下降，这一现象说明$Fe(OH)_3$胶体的胶粒移向负极。如换用黄色的As_2S_3胶体进行同样的实验，会发现黄色的As_2S_3胶粒将向电场的正极移动。像这种胶粒在电场的作用下发生定向移动的现象称为电泳现象（图3-4）。

电泳现象说明胶粒带有同性电荷，根据电泳的方向可判断胶粒带有何种电荷。如上述实验中，$Fe(OH)_3$胶粒带正电荷，而As_2S_3胶粒带负电荷。

电泳技术在高分子化合物如蛋白质、氨基酸、核酸的分离和鉴定方面有着重要的应用。在临床检验中，应用电泳技术可分离血清中各种蛋白质，从而为诊断疾病提供依据。

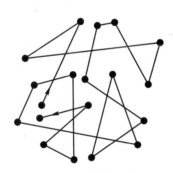

图3-3 布朗运动

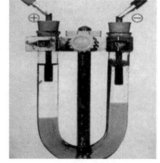
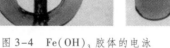

图3-4 $Fe(OH)_3$胶体的电泳

（4）吸附作用 吸附作用与固体表面积有关。由于胶粒很小，所以胶粒的总表面积很大，具有强烈的吸附作用。这种强烈的吸附作用，使溶胶中的胶粒表面形成一层相对稳定的水化膜。

胶粒带电及胶粒表面的水化膜是溶胶稳定的主要原因。如果采用一些手段，中和胶粒的电荷或夺取胶粒表面的水化膜，胶粒就会发生聚集。当胶粒互相聚集成直径大于100 nm的颗粒时，就会出现沉降析出的现象。这种由于胶粒的聚集使溶胶沉降析出的现象，称为胶体的聚沉。在溶胶中加入少量电解质或加入带相反电荷的溶胶，都可以导致溶胶的聚沉。

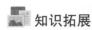

知识拓展

高分子溶液对溶胶的保护作用

在一定量的溶胶中加入足量的高分子溶液,可使溶胶的稳定性显著增大,当受到外界因素影响时(如加入少量电解质),不易发生聚沉,这种现象称为高分子溶液对溶胶的保护作用。

高分子溶液之所以对溶胶具有保护作用,是因为高分子化合物都是链状且能卷曲的线形分子,容易吸附在胶粒表面,形成一个保护层;再加上高分子化合物的强溶剂化能力,在高分子的表面又形成一层致密的溶剂化膜,这就使胶粒处在层层包围之中,阻止了胶粒与胶粒的聚合,使溶胶的稳定性明显增大。

物质的量

知识点/
考点

第二节　物质的量

学习目标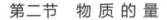

1. 掌握物质的量及其单位,摩尔质量的概念。
2. 熟悉与物质的量相关的计算。
3. 了解阿伏伽德罗常数。

情境导入

生活中常常将体积较小、数量较多、难以单个计量的物体用化零为整的方法,让它们作为一个集体来计量,从而达到化繁为易的目的。在化学中如果要计量那些微观粒子,如分子、离子等,也会采用这样的方法。

物品	计量
1 双袜子	2 只
1 打鸡蛋	12 个
1 令白纸	500 张
1 个世纪	100 年
1 mol 水分子	约 6.02×10^{23} 个

(一) 物质的量及其单位

1. 物质的量

物质是由分子、原子、离子等微观粒子构成的。在实际化学反应中,如果只取一个或几个分子、原子、离子来进行反应是难以做到的。单个或几个微观粒子不但难以称量,而且无法观察到反应现象。实际上,分子、原子、离子等微观粒子都是以数目巨大的"集体"宏观形式出现的,所以在生产和科学实验上需要一个物理量把微观粒子数目与宏观量(如质量或体积)联系起来,这个物理量就是"物质的量"。

应该注意,"物质的量"这一物理量仅适用于微观粒子,不可用于描述宏观物体;物质的量是专有名词,使用时不能分开或缺字,如同生活中人们常常用长度这样的物理量来描述物体的长短,用时间来表述光阴的流逝,用质量来形容物体的轻重一样。在微观世界里,物质的量就是用来表示构成物质微观粒子数目多少的基本物理量。它与长度、时间和质量等物理量一样,是国际单位制(SI)的 7 个基本物理量之一。

物质的量用符号 n 表示,书写物质的量 n 时,要在右下角或用括号写明物质的化学式。例如:

钠原子的物质的量　　记为 n_{Na} 或 $n(Na)$

氧分子的物质的量　　记为 n_{O_2} 或 $n(O_2)$

镁离子的物质的量　　记为 $n_{Mg^{2+}}$ 或 $n(Mg^{2+})$

B 的物质的量　　　　记为 n_B 或 $n(B)$

2. 物质的量的单位

1971 年,第 14 届国际计量大会正式通过决议,规定了"物质的量"的基本单位是"摩尔",简称"摩"。单位符号用 mol 表示。

同千克、米等其他基本单位一样,摩尔也有自己的基准。它以 0.012 kg ^{12}C 所含的原子数为基准,即 0.012 kg ^{12}C 所含的原子数就是 1 mol。其他任何物质只要所含的基本粒子数和 0.012 kg ^{12}C 所含的原子数一样多,那么它就是 1 mol。

0.012 kg ^{12}C 所包含的碳原子数目称为阿伏伽德罗常数(N_A),目前实验测得阿伏伽德罗常数的近似数值为 $N_A = 6.02 \times 10^{23}$ mol^{-1}。即 1 mol 任何物质都约含有 6.02×10^{23} 个基本粒子。例如,1 mol O 约含有 6.02×10^{23} 个氧原子,1 mol H_2 约含有 6.02×10^{23} 个氢分子,1 mol H_2O 约含有 6.02×10^{23} 个水分子,1 mol Na^+ 约含有 6.02×10^{23} 个钠离子。

综上所述,"摩尔"是"物质的量"的基本单位,1 mol 任何物质都含有阿伏伽德罗常数(约 6.02×10^{23})个基本粒子。

在使用"摩尔"这个单位时,要特别注意:① 应指明基本粒子,要按"物质的量数目—摩尔(mol)—物质名称或化学式"的顺序使用。例如,1 mol 氢分子、1 mol 氢原子、0.5 mol OH^-、1.2 mol NaCl 等;② 摩尔跟一般的单位不同,它计量的对象是微观基本粒子,如分子、原子、离子等,而不能用于计量宏观物质,即摩尔这个概念仅适用于微观粒子。例如,1 mol 电子、1 mol 钠离子等。

物质的量(n_B)、粒子数(N_B)与阿伏伽德罗常数(N_A)之间的关系:

$$n_B = \frac{N_B}{N_A}$$

在实际应用中,还采用毫摩尔(mmol)、微摩尔(μmol)等单位来表示物质的量。

$$1 \text{ mol} = 1\,000 \text{ mmol}$$

$$1 \text{ mmol} = 1\,000 \text{ μmol}$$

(二)摩尔质量

摩尔质量的含义:摩尔质量就是质量 m 除以物质的量 n。摩尔质量的符号为 M。其数学表达式为:

$$M = \frac{m}{n}$$

书写摩尔质量 M 时,要在其右下角或用括号写明物质的化学式。例如,氢氧化钠的摩尔质

量记为 M_{NaOH} 或 $M(NaOH)$；泛指时，B 物质的摩尔质量记为 M_B 或 $M(B)$。

在化学和医药上摩尔质量的单位常用 g/mol，中文名称为克/摩。

1 mol 任何物质中所含的分子、原子或离子的数目虽然相同，但由于不同粒子的质量不同，因此，不同物质的摩尔质量也不相同。

科学证明，任何物质的摩尔质量 M，如果以 g/mol 作单位，数值上就等于该种物质的化学式量。化学式量对于原子来说就是相对原子质量，对于分子来说就是相对分子质量。例如，钠原子的摩尔质量 $M_{Na}=23$ g/mol，氯化钠的摩尔质量 $M_{NaCl}=58.5$ g/mol，碳酸根离子的摩尔质量 $M_{CO_3^{2-}}=60$ g/mol。

物质的量 n、质量 m 和摩尔质量 M 三者之间存在下列关系：

$$n_B = \frac{m}{M_B}$$

如果物质已知，它的摩尔质量就确定了。通过物质的量和摩尔质量，把肉眼看不见的粒子数与可称量的物质质量之间联系起来，给化学实验和研究带来了极大的方便。

实践活动

计算下列物质的摩尔质量：

Mg　Ca^{2+}　H_2O　CO_2　CO_3^{2-}　NaCl　$C_6H_{12}O_6$(葡萄糖)

（三）物质的量和摩尔质量的有关计算

（1）80 g NaOH 物质的量是多少？

解：因为　　　　　　　$m_{NaOH}=80$ g　　$M_{NaOH}=40$ g/mol

所以　　　　　　$n_{NaOH}=\dfrac{m_{NaOH}}{M_{NaOH}}=\dfrac{80\ g}{40\ g/mol}=2$ mol

答：80 g NaOH 物质的量是 2 mol。

（2）成人在平静时，每小时呼出的 CO_2 气体约为 0.5 mol，问呼出的 CO_2 的质量是多少克？

解：因为　　　　　　　$M_{CO_2}=44$ g/mol　　$n_{CO_2}=0.5$ mol

所以　　　　　　$m=n_{CO_2}M_{CO_2}=0.5$ mol×44 g/mol=22 g

答：成人平静时每小时约呼出的 CO_2 是 22 g。

知识拓展

阿伏伽德罗常数

0.012 kg ^{12}C 所包含的碳原子数目就是阿伏伽德罗常数（N_A），目前实验测得的近似数值为 $N_A=6.02×10^{23}$。好多人都认为这个数值是阿伏伽德罗首先提出来的，所以称为阿伏伽德罗常数。其实这是个误解，阿伏伽德罗（Amedeo Avogadro，1776—1856 年），意大利化学家，毕生致力于化学和物理学中关于原子论的研究，于 1811 年提出了一个对近代科学有深远影响的假说：在相同的温度和相同压力条件下，相同体积中的任何气体总具有相同的分子个数。但他这个假说却长期不为科学界所接受，直到 1860 年阿伏伽德罗假说才被普遍接受,后被称为阿伏伽德罗定律。它对科学的发展,特别是相对原子质量的测定工作,起了重大的推动作用。后来,人们为了纪念阿伏伽德罗,把 1 mol 任何物质中含有的粒子数 $N_A = 6.02 \times 10^{23}$ mol^{-1},称为阿伏伽德罗常数。

溶液浓度
的表示
方法

第三节　溶液浓度的表示方法

学习目标

1. 掌握物质的量浓度、质量浓度、体积分数和质量分数的意义及定义方程式,青霉素皮试液的配制,常用消毒剂的配制和稀释。
2. 熟悉物质的量浓度、质量浓度、体积分数和质量分数的单位及有关计算,溶液稀释的原理。
3. 了解医院血生化检验报告的相关数据的含义。

知识点/
考点

情境导入

(1) 小刘到医院体检之后,拿到一份血生化检验报告(表 3-2),你能帮小刘看看其中的各项指标吗?

表 3-2　××市人民医院化验单

姓名:刘××　　　　性别:男　　　　年龄:31 岁　　　　血液样本:全血
门诊:991234000027　　科室:内科

检验项目	结果	参考范围	单位	检验项目	结果	参考范围	单位
1. 天冬氨酸氨基转移	33	1 ~ 49	U/L	7. A/G	0.28	1.1 ~ 2.5	
2. 内氨酸氨基转移酶	19	1 ~ 49	U/L	8. 总胆红素【TBIL】	5.20	9.10 ~ 30.10	μmol/L
3. AST/ALT	1.74			9. 直接胆红素【DBIL】	0.30	0.00 ~ 6.80	μmol/L
4. 总蛋白【TP】	39.70	60.0 ~ 82.0	g/L	10. 间接胆红素【IBIL】	4.90	0.00 ~ 19.00	μmol/L
5. 白蛋【ALB】	8.7	32.0 ~ 55.0	g/L	11. 碱性磷酸酶【ALP】	73.60	20 ~ 125	U/L
6. 球蛋【GLB】	31.0	20.0 ~ 38.0	g/L	12. 谷氨酰转肽酶	144.10	3 ~ 69	U/L

续表

检验项目	结果	参考范围	单位	检验项目	结果	参考范围	单位
13. 二氧化碳【CO_2】	23.8	20.0 ~ 30.0	mmol/L	23. 镁【Mg】	0.82	0.50 ~ 1.60	mmol/L
14. 尿素氮【BUN】	6.00	2.90 ~ 7.10	mmol/L	24. 阴离子间隙【AG】	12.1	8.0 ~ 16.0	mmol/L
15. 肌酐【CREA】	35.1	44.0 ~ 108.0	μmol/L	25. OSM	303	280 ~ 320	mmol/L
16. BUN/Crea	171	24 ~ 97		26. 葡萄糖【GLU】	4.23	3.90 ~ 6.10	mmol/L
17. 尿酸【URIC】	417	125 ~ 420	μmol/L	27. 总胆固醇【CHOL】	13.19	3.60 ~ 6.70	mmol/L
18. 钾【K^+】	4.50	3.50 ~ 5.50	mmol/L	28. 甘油三酯【TG】	6.15	0.80 ~ 1.80	mmol/L
19. 钠【Na】	142.0	135.0 ~ 145.0	mmol/L	29. 高密度脂蛋白【HDL】	4.06	0.80 ~ 1.80	mmol/L
20. 氯【Cl^-】	110.60	96.0 ~ 110.0	mmol/L	30. 低密度脂蛋白【LDL】	5.63	1.55 ~ 3.70	mmol/L
21. 钙【Ca】	1.90	2.10 ~ 2.80	mmol/L	31. 乳酸脱氢酶【LDH】	196.50	125 ~ 240	U/L
22.【PHOS】	1.57	0.97 ~ 1.60	mmol/L	32. 红细胞比容【HCT】	0.45	0.37 ~ 0.50	L/L

（2）以下是部分食品中黄曲霉毒素 B_1 的允许含量（表 3-3），你能理解其中的含义吗？

表 3-3 食品中黄曲霉素 B_1 的含量 GB/T 5009.22—2003

品种	指标/（μg·kg^{-1}）
玉米、花生仁、花生油	≤20
玉米机花生油制品（按原料中）	≤20
大豆其他食用油	≤10
其他粮食,豆类,发酵食品	≤5
婴儿代乳食品	不得检出

（一）溶液浓度

1. 物质的量浓度

以单位体积溶液里所含有的溶质 B 的物质的量来表示溶液组成的物理量,叫作溶质 B 的物质的量浓度。B 的物质的量浓度的符号为 c_B,常用的单位为 mol/L(mol · L^{-1})和 mmol/L(mmol · L^{-1})。

在一定物质的量浓度的溶液中,溶质 B 的物质的量(n_B)、溶液的体积(V)和溶质 B 的物质的量浓度(c_B)之间的关系可以用下面的公式表示:

$$c_B = \frac{n_B}{V}$$

按照物质的量浓度的定义,如果在 1 L 的溶液中含有 1 mol 溶质,这种溶液中溶质的物质的量浓度就是 1 mol/L。例如,NaOH 的摩尔质量为 40 g/mol,在 1 L 的溶液中含有40 g NaOH,溶液中 NaOH 的物质的量浓度就是 1 mol/L;在 1 L 的溶液中含有 20 gNaOH,溶液中 NaOH 的物质的量浓度就是 0.5 mol/L。

$$1 \text{ 摩尔(mol)} = 1\ 000 \text{ 毫摩尔(mmol)}$$

$$1 \text{ 摩尔每升(mol/L)} = 1\ 000 \text{ 毫摩尔每升(mmol/L)}$$

临床上纠正酸中毒时可以使用乳酸钠($NaC_3H_5O_3$)注射液,规格为每只 20 mL 注射液中含有乳酸钠 2.24 g,该注射液中乳酸钠的物质的量浓度为多少?

解:已知 $V = 20$ mL $= 0.02$ L $\quad m(NaC_3H_5O_3) = 2.24$ g $\quad M(NaC_3H_5O_3) = 112$ g/mol

$$n(NaC_3H_5O_3) = \frac{m(NaC_3H_5O_3)}{M(NaC_3H_5O_3)} = \frac{2.24 \text{ g}}{112 \text{ g/mol}} = 0.020 \text{ mol}$$

$$c(NaC_3H_5O_3) = \frac{n(NaC_3H_5O_3)}{V} = \frac{0.020 \text{ mol}}{0.02 \text{ L}} = 1.0 \text{ mol/L}$$

答:乳酸钠注射液的浓度为 1.0 mol/L。

2. 质量浓度

质量浓度是指单位体积(V)内所含有的溶质的质量(m)。对于溶质 B,则可以用公式表示为

$$\rho_B = \frac{m_B}{V}$$

质量浓度的国际单位是 kg/m^3,医药和化学中常常使用 g/L 和 mg/L。例如,临床上静脉注射常用的葡萄糖溶液质量浓度为 50 g/L,生理盐水的质量浓度为 9 g/L。

称取固体 NaCl 4.5 g,配制成 500 mL NaCl 溶液,该 NaCl 溶液的质量浓度为多少?

解:已知 $m(NaCl) = 4.5$ g $\quad V = 500$ mL $= 0.5$ L

$$\rho(NaCl) = \frac{m(NaCl)}{V} = \frac{4.5 \text{ g}}{0.5 \text{ L}} = 9 \text{ g/L}$$

答:该 NaCl 溶液的质量浓度为 9 g/L。

有些药物如维生素、激素、抗生素、抗毒素类生物制品等,它们的化学成分不恒定或至今还不能用理化方法检定其质量规格,往往采用生物实验方法并与标准品加以比较来检定其效价。通过这种生物检定,具有一定生物效能的最小效价单元就叫"单位"(U)。例如,在临床上青霉素皮试液的质量浓度为 200 ~ 500 U/mL。

3. 体积分数

在体积分数中,溶质的量是用体积表示的。对于溶质为 B 的溶液,其体积分数称为 B 的

体积分数,即在相同的温度和压力下,溶质 B 的体积 V_B 与溶液体积 V 之比,用符号 φ_B 表示。定义方程式为:

$$\varphi_B = \frac{V_B}{V}$$

注:体积分数 φ_B 的单位为1,一般不明确写出。

在计算体积分数时,溶质的体积单位和溶液的体积单位要一致。常用的体积单位是 L 或 mL。

使用液态溶质配制溶液时,溶质的含量常用体积分数表示。例如,医用消毒酒精的体积分数记为 $\varphi_B = 0.75$,药用酒精的体积分数记为 $\varphi_B = 0.95$。正常人红细胞体积分数(即红细胞在全血所占的体积分数,临床上称为红细胞比容)记为 $\varphi_B = 0.37 \sim 0.50$。

200 mL 的消毒酒精中含有 150 mL 纯酒精,试计算消毒酒精的体积分数。

解:已知 $V = 200$ mL　　$V(酒精) = 150$ mL

$$\varphi(酒精) = \frac{V(酒精)}{V} = \frac{150 \text{ mL}}{200 \text{ mL}} = 0.75$$

答:消毒酒精的体积分数为 0.75。

4. 质量分数

对于溶质为 B 的溶液,其质量分数称为 B 的质量分数,即溶质 B 的质量 m_B 与溶液质量 m 之比,用符号 w_B 表示。定义为:

$$w_B = \frac{m_B}{m}$$

注:质量分数 w_B 的单位为1,一般不明确写出。

2 L 浓硫酸中含有 H_2SO_4 的质量为多少?(已知 $w(H_2SO_4) = 0.983$,密度 $\rho = 1\,834$ g/L)

解:已知 $V = 2$ L　　$\rho = 1\,834$ g/L　　$w(H_2SO_4) = 0.983$

$$m = \rho \cdot V = 1\,834 \text{ g/L} \times 2 \text{ L} = 3\,668 \text{ g}$$

$$m(H_2SO_4) = m \cdot w(H_2SO_4) = 3\,668 \text{ g} \times 0.983 = 3\,605.6 \text{ g} = 3.6 \text{ kg}$$

答:质量分数为 0.983 的浓硫酸 2 L 中含有 H_2SO_4 3.6 kg。

(二)溶液的配制和稀释

1. 溶液的配制

氯化钠溶液的配制

配制溶液时,首先要了解所需配制溶液的体积(V)、浓度单位(c_B、ρ_B、w_B、φ_B)、溶质的纯度(一般为分析纯或化学纯)和溶质的摩尔质量(M_B)。通过计算出所需溶质的量,称取或量取到容器中,加水溶解到一定的体积,摇匀即可。

配制 9 g/L NaCl 溶液 500 mL,其操作步骤如下:

(1)已知 $V = 250$ mL,$\rho(NaCl) = 9$ g/L 根据公式计算出所需 NaCl 的质量 $m(NaCl) = \rho(NaCl) \cdot V = 9$ g/L $\times 0.5$ L $= 4.5$ g。

(2)用天平称取 4.5 g NaCl,置于小烧杯中用少量蒸馏水搅拌溶解。

(3)转移到 500 mL 的容量瓶中,再用少量蒸馏水洗涤小烧杯两次,洗涤液也一并转移。

(4)最后在容量瓶中用蒸馏水定容至 500 mL 的刻度线。

(5)如有必要应转移到洁净干燥的试剂瓶中,贴好标签保存、备用。

2. 溶液的稀释

溶液的稀释指的是在原溶液中加入溶剂,使原溶液的浓度降低的过程。溶液稀释的特点是溶液的体积虽然变大了,但是在溶液中溶质的量没有改变。溶液的稀释在实验室或者化验室是经常用到的方法,因为市售的一般是浓溶液,或在实际工作中先将溶液配制为较浓的溶液,然后随用随取一部分稀释就可以了。

因为　　　　　　　　　稀释前溶质的量=稀释后溶质的量

故　　　　稀释前溶液的浓度×溶液的体积=稀释后溶液的浓度×溶液的体积

用公式表示:

$$c_{B1} \cdot V_1 = c_{B2} \cdot V_2$$
$$\rho_{B1} \cdot V_1 = \rho_{B2} \cdot V_2$$
$$\varphi_{B1} \cdot V_1 = \varphi_{B2} \cdot V_2$$
$$w_{B1} \cdot V_1 = w_{B2} \cdot V_2$$

配制2%戊二醛消毒液1 000 mL,其操作步骤如下:

(1)已知$V=1 000$ mL、$\varphi_B=2\%$,市售20%戊二醛消毒液,根据公式计算出所需20%戊二醛消毒液的体积:$\varphi_{B1} \cdot V_1 = \varphi_{B2} \cdot V_2$

$$2\% \times 1 000 \text{ mL} = 20\% \times V_2$$
$$V_2 = 100 \text{ mL}$$

(2)用量筒量取100 mL 20%戊二醛消毒液,置于大烧杯中用少量蒸馏水搅拌均匀。

(3)转移到1 000 mL的容量瓶中,再用少量蒸馏水洗涤大烧杯两次,洗涤液也一并转移。

(4)最后在容量瓶中用蒸馏水定容至1 000 mL的刻度线。

(5)如有必要应转移到洁净干燥的试剂瓶中,贴好标签保存、备用。

实践活动

在医院里,护士常常给患者配制青霉素皮试液,常用的方法如下:

80万U的青霉素配制成质量浓度为400 U/mL的青霉素皮试液。

操作步骤	要点说明
青霉素一瓶(80万U),注入等渗生理盐水2 mL, ρ(青霉素)=40万 U/mL	每毫升含青霉素40万U
取上液0.1 mL(即含青霉素4万U),加水至1 mL, ρ(青霉素)=4万 U/mL	每毫升含青霉素4万U
取上液0.1 mL(即含青霉素4 000 U),加水至1 mL, ρ(青霉素)=4 000 U/mL	每毫升含青霉素4 000 U
取上液0.1 mL(即含青霉素400 U),加水至1 mL, ρ(青霉素)=400 U/mL	每毫升含青霉素400 U

头孢呋辛皮试液的配制:

0.75 g 头孢呋辛配制成质量浓度为 300 μg/mL 的头孢呋辛皮试液。

解：0.75 g＝750 mg　750 mg＝750 000 μg

操作步骤	要点说明
头孢呋辛一瓶 0.75 g(750 mg)，注入等渗生理盐水 2.5 mL， ρ(头孢呋辛)＝300 mg/mL	每毫升含头孢呋辛 300 mg
取上液 0.1 mL(即含头孢呋辛 30 mg)，加水至 1 mL， ρ(头孢呋辛)＝30 mg/mL	每毫升含头孢呋辛 30 mg
取上液 0.1 mL(即含头孢呋辛 3 mg)，加水至 1 mL， ρ(头孢呋辛)＝3 mg/mL	每毫升含头孢呋辛 3 mg(3 000 μg)
取上液 0.1 mL(即头孢呋辛 300 μg)，加水至 1 mL， ρ(头孢呋辛)＝300 μg/mL	每毫升含头孢呋辛 300 μg

头孢唑啉皮试液的配制：

0.5 g 头孢唑啉配制成质量浓度为 300 μg/mL 的头孢唑啉皮试液。

解：0.5 g＝500 mg　500 mg＝500 000 μg

操作步骤	要点说明
头孢唑啉一瓶 0.5 g(500 mg)，注入等渗生理盐水 5 mL， ρ(头孢唑啉)＝100 mg/mL	每毫升含头孢唑啉 100 mg
取上液 0.1 mL(即含头孢唑啉 10 mg)，加水至 1 mL， ρ(头孢唑啉)＝10 mg/mL	每毫升含头孢唑啉 10 mg
取上液 0.1 mL(即含头孢唑啉 1 mg)，加水至 1 mL， ρ(头孢唑啉)＝1 mg/mL	每毫升含头孢唑啉 1 mg(1 000 μg)
取上液 0.3 mL(即头孢唑啉 300 μg)，加水至 1 mL， ρ(头孢唑啉)＝300 μg/mL	每毫升含头孢唑啉 300 μg

质检部门对市场上的玉米油进行抽查，其中某一品牌 5 L 装的玉米油检测出黄曲霉素的含量为 45 μg，请问该品牌玉米油中黄曲霉素含量是否合格？

参考表 3-3 的黄曲霉素含量（玉米油密度 ρ＝0.9 kg/L）。

解：已知　　　　　　　　　　$V=5$ L　$\rho=0.9$ kg/L

$$m = V \cdot \rho = 5 \text{ L} \times 0.9 \text{ kg/L} = 4.5 \text{ kg}$$

$$w_B = \frac{m_B}{m} = \frac{45 \text{ μg}}{4.5 \text{ kg}} = 10 \text{ μg/kg}$$

$$w_B \leqslant 20 \text{ μg/kg}$$

答：该品牌玉米油中黄曲霉素含量是合格的。

按照我国药典规定，注射用生理盐水的质量浓度为 9 g/L，如某患者滴注生理盐水

0.8 L,问患者滴注的 NaCl 是多少?

解:已知：
$$V = 0.8 \text{ L} \quad \rho(\text{NaCl}) = 9 \text{ g/L}$$
$$m(\text{NaCl}) = V \cdot \rho(\text{NaCl}) = 0.8 \text{ L} \times 9 \text{ g/L} = 7.2 \text{ g}$$

答:患者滴注的 NaCl 是 7.2 g。

第四节 溶液的渗透压力

溶液的渗透压力

学习目标

1. 掌握渗透现象产生的条件、渗透的方向。
2. 熟悉渗透压力与溶液浓度的关系,等渗、低渗、高渗溶液的概念,血浆的渗透浓度。
3. 了解渗透压力在医学上的意义。

知识点/考点

情境导入

学生小军最近在学校食堂打热水,但是不小心,暖瓶摔了,滚烫的开水溅到了手上,手上一下被烫得通红。等到第二天,手上起了一个很大的水泡(图3-5),把他吓了一跳,老师和同学们也急坏了,赶紧陪他去医院治疗。幸好烫伤不是很严重,经过一段时间治疗后,小军便痊愈了。但是小军心里一直有个问题,为什么手被烫伤之后会起那么大的水泡呢?而且细心的小军想到在某些时候身体有炎症时,也会起一些水泡,这又是什么原因呢?

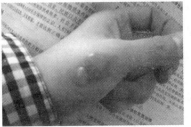

图 3-5 烫伤引起的水泡

(一)渗透现象和渗透压力

溶液中,溶剂分子、溶质粒子处于不停运动中,如将几滴红墨水滴入一杯清水中很快就会使整杯水染成红色;在盛有浓蔗糖水的杯子中,小心地加入一层清水,最后得到浓度均匀的糖水。当两种不同浓度的溶液互相接触时,也会发生这种扩散现象,最后成为浓度均匀的溶液。那么用半透膜将两种溶液隔开后,会有什么现象发生呢?

渗透作用

半透膜是一种只能让较小的溶剂分子透过而较大的溶质粒子不能透过的特殊薄膜。当用其将蔗糖溶液和水隔开,并使膜两侧的溶液液面和水的液面相平,如图3-6(a)所示。则水分子将通过半透膜进入蔗糖溶液,使溶液的体积增大,蔗糖溶液液面上升,而膜另一侧水的液面下降,如图3-6(b)所示。将两种不同浓度的溶液用半透膜隔开,同样可以使稀溶液的溶剂分子通过半透膜扩散到浓溶液中去。这种溶剂分子通过半透膜由纯溶剂进入溶液或由稀溶液进入浓溶液的现象称为渗透现象,简称渗透。

常用的半透膜有细胞膜、膀胱膜、毛细血管壁、硫酸纸、玻璃纸、火棉胶膜等。人体内的细胞膜、毛细血管壁等都是生物半透膜,其半透性不完全,往往可以或多或少地使小分子溶质或离子透过。

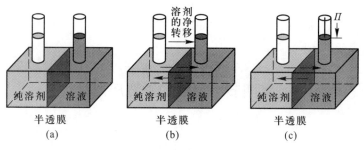

图 3-6   溶液渗透现象示意图

综上所述,产生渗透现象必须具备两个条件:一是有半透膜;二是半透膜两侧溶液的浓度不相等。

产生渗透的方向总是由纯溶剂或稀溶液(水分子较多)的一方指向浓溶液(水分子较少)的一方。

渗透的结果是缩小了半透膜两侧液体的浓度差。

为什么会产生渗透现象呢?这是因为水虽然可以双向透过半透膜,但半透膜两侧溶液的浓度不同(单位体积内水分子个数不同),同体积纯溶剂(或稀溶液)中水分子数目比溶液(或浓溶液)中水分子数目多,在单位时间内,从纯溶剂(或稀溶液)一方扩散到溶液(或浓溶液)的水分子多,而从溶液(或浓溶液)一方扩散到纯溶剂(或稀溶液)的水分子少,其净结果是水透过半透膜从纯溶剂(或稀溶液)进入了溶液(或浓溶液),使溶液液面升高。可见渗透现象的产生实际上是由于半透膜两侧水分子互相扩散的不平衡所致。

渗透现象不会无止境地发生,随着溶液液面的上升,开始产生静水压力,并逐渐增大,它将阻止溶剂分子向溶液中渗透,同时驱使溶液中溶剂分子加速向溶剂中渗透,当液面上升到一定高度时,溶剂分子进出半透膜的速率达到相等(即动态平衡),溶液液面停止上升。此时半透膜两侧液面高度差所产生的压力,就是该溶液的渗透压力,如图 3-6(c)所示。这种恰能阻止渗透现象继续发生而达到渗透平衡的压力称为该溶液的渗透压力。需注意的是当两个浓度不等的溶液用半透膜隔开时,为维持膜两侧渗透平衡,在浓溶液一侧加上的额外压力实际为两溶液的渗透压力之差。渗透压力的 SI 单位是 Pa(帕斯卡),医学上常用其倍数单位 kPa(千帕)来表示。

(二)渗透压力与浓度的关系

渗透压力大小与溶液浓度密切相关,溶液的浓度越大,单位体积内溶质分子就越多,而溶剂水分子就越少,因此纯水中的水分子渗透进入浓溶液就越多,渗透压力就越大。

1886 年,荷兰化学家范特霍夫(Van't Hoff)根据实验得出:在一定温度下,稀溶液的渗透压力与单位体积内溶液中所含溶质的粒子(分子或离子)数成正比,与粒子的性质和大小无关。这个规律叫作渗透压力定律或范特荷夫定律。

因此,如要比较两种溶液的渗透压力大小,就只要比较这两种溶液的粒子(分子或离子)的总浓度大小即可。

对于非电解质,如葡萄糖、蔗糖等,由于在溶液中不发生解离,1 个分子就是 1 个粒子,所以,在相同温度下,只要它们的物质的量浓度相等,其渗透压力也必相等。对于电解质溶液,如 NaCl、K_2SO_4 等,由于发生解离,使得溶液中的粒子数成倍增加。例如,1 mol 电解质能解离出 a mol 的阳离子和 b mol 的阴离子,那么浓度为 c_B 的电解质溶液中,能产生渗透压力的粒子浓度就是 $(a+b)\cdot c_B$。所以下列溶液的渗透压力大小顺序为 0.1 mol/L CaCl_2 溶液 > 0.1 mol/L NaCl 溶液 >0.1 mol/L 葡萄糖溶液。

(三)渗透压力在医学上的意义

1. 医学上的渗透浓度

人体体液(如血浆、细胞内液等)的渗透压力是由溶解于体液中的各溶质的量决定的。体液中有不同的分子和离子。医学上常把能够产生渗透作用的各种电解质离子和各种非电解质分子的总浓度称为渗透浓度。

由于在医学上接触的溶液浓度较小,单位常用 mmol/L 表示。

2. 等渗、低渗和高渗溶液

在相同温度下,渗透压力相等的两种溶液称为等渗溶液。若两种溶液的渗透压力不相等,则渗透压力高的称为高渗溶液,渗透压力低的称为低渗溶液。如 0.1 mol/L NaCl 溶液与 0.1 mol/L 葡萄糖溶液相比,0.1 mol/L NaCl 是高渗溶液,而 0.1 mol/L NaCl 溶液与 0.1 mol/L CaCl_2 溶液相比,0.1 mol/L NaCl 却是低渗溶液,可见高渗、低渗是相比较而言的。

在医学上,等渗、低渗或是高渗以正常人体血浆渗透压(正常人血浆的渗透浓度范围为 280~320 mmol/L)作为比较的标准。凡与血浆渗透压力相同或接近的溶液,就称为等渗溶液,比血浆渗透压力高(或低)的溶液就称为高渗(或低渗)溶液。

临床上常见的等渗溶液有 9 g/L(0.154 mol/L)NaCl 溶液、50 g/L(0.278 mol/L)葡萄糖溶液、12.5 g/L(0.149 mol/L)NaHCO_3 溶液和 18.7 g/L(1/6 mol/L)乳酸钠(NaC_3H_5O_3)溶液。

3. 渗透压力在医学上的意义

渗透现象广泛存在于自然界,等渗、低渗和高渗溶液与医学的关系十分密切。在临床治疗中,给病人大量输液时,等渗输液是一个基本原则,不能因输入液体而影响血浆渗透压力,否则可能会导致机体内水分调节发生紊乱及细胞的变形和破坏。因为红细胞膜具有半透膜性质,在正常情况下,膜内细胞液与膜外血浆是等渗的。

若大量滴注低渗溶液(如 0.9 g/L NaCl 溶液),结果使血浆稀释,红细胞内液的渗透压高于细胞外液,则细胞外液血浆中的水分子将向红细胞内渗透,使红细胞逐渐膨胀,最后可使红细胞破裂,这种现象称为溶血,如图 3-7(a)所示。

若大量滴注高渗溶液(如 45 g/L NaCl 溶液),使细胞外血浆中可溶物浓度增大,膜内细胞液的渗透压力必然低于膜外血浆的渗透压力(即红细胞内液渗透浓度低于细胞外的高渗溶液),红细胞内细胞液中的水分子将向外面的血浆渗透,结果使红细胞皱缩,如图 3-7(b)所示。皱缩的红细胞易黏在一起,甚至堵塞小血管形成血栓。

(a)低渗溶液　　　(b)高渗溶液　　　(c)等渗溶液
（溶血现象）　　　（皱缩现象）　　　（正常现象）

图 3-7　红细胞在不同浓度溶液中的形态

所以补液过程中,只有等渗溶液(如 9.0 g/L NaCl 溶液),才能使红细胞内外液渗透压力相等,处于渗透平衡状态。此时,红细胞才能保持正常的生理功能,如图 3-7(c)所示。

但有时为了治疗上的某种需要,临床上也允许输入少量的高渗溶液,如 500 g/L 葡萄糖溶液、30 g/L NaCl 溶液。但要注意的是,使用高渗溶液静脉注射时,输入量不能太多,输入速度不能太快。这样进入血液的高渗溶液可被大量流动的血液稀释成等渗溶液,再被消耗利用。因此,不会引起红细胞皱缩等不良后果。

需要说明的是,当葡萄糖溶液作为一种独立于体外的溶液,有其渗透浓度与渗透压,而一旦通过输液慢慢进入体内,就随着体液循环转化为 CO_2 和 H_2O,产生能量,这时葡萄糖对渗透压无贡献,可认为是非渗透活性物质。

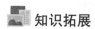

知识拓展

晶体渗透压力和胶体渗透压力

血浆中既有小离子和小分子(如 Na^+、K^+、葡萄糖和尿素等),也有高分子(如蛋白质等)。血浆总渗透压力为两者产生的渗透压力的总和。由小分子、小离子所产生的渗透压力称为晶体渗透压力,由高分子产生的渗透压力称为胶体渗透压力。正常血浆总渗透压力约为 770 kPa,其中晶体渗透压力约为 766 kPa,胶体渗透压力仅约为 4 kPa。这是因为高分子的相对分子质量大,粒子数目少,而溶液的渗透压力只与单位体积溶液中溶质的粒子数目成正比,与溶质种类无关,故胶体渗透压力低;小分子的相对分子质量小,有的又可解离成离子,粒子数目多,故晶体渗透压力就高。可见,血浆渗透压力主要来源于晶体渗透压力。

人体内各种半透膜的通透性不同,所以晶体渗透压力和胶体渗透压力的生理功能也不一样。间隔着细胞内液和外液的细胞膜只允许水分子透过而不允许其他分子、离子自由透过,而晶体渗透压力远大于胶体渗透压力,所以在正常状态下,血浆晶体渗透压力在调节细胞膜内外的水平衡、维持细胞的正常形态和生理功能方面起着重要作用。如果人体由于某种原因缺水,细胞外液的盐浓度相对升高,使晶体渗透压力增大,引起细胞内液中的水分子向细胞外液渗透,造成细胞皱缩;反之,若体液中水的量增加过多,将使细胞外液的盐浓度降低,晶体渗透压力减小,从而引起细胞外液中水分子向细胞内渗透,造成细胞膨胀,严重时,产生水中毒。

间隔着血液与组织液的毛细血管壁的通透性与细胞膜不同之处在于除了蛋白质不能透过外,所有的小分子、小离子均能透过。因此,胶体渗透压力虽小,但在调节毛细血管内外水分子及盐的相对平衡、维持血容量方面起着重要作用。如果血浆蛋白减少,胶体渗透压力就降低,从而可导致组织液增多而引起水肿。

总结归纳

表 3-4、表 3-5、表 3-6 和表 3-7 分别总结了分散系、物质的量、溶液浓度与渗透压及渗透压在医学上的意义。

表 3-4 分散系

类型	分散质粒子	粒子大小/m	一般性质
分子、离子分散系	小分子、离子	$<10^{-9}$	稳定、透明能透过滤纸,能透过半透膜
胶体分散系	胶粒、高分子	$10^{-9} \sim 10^{-7}$	相对稳定,能透过滤纸,不能透过半透膜
粗分散系	固体、液体小颗粒	$>10^{-7}$	不稳定、浑浊不能透过滤纸和半透膜

表 3-5 物质的量

物理量名称	符号	单位名称、符号	公式	备注
物质的量	n	摩尔(mol)	$n = \dfrac{N}{N_A}$	$N_A = 6.02 \times 10^{23}\ mol^{-1}$
摩尔质量	M	克/摩尔(g/mol)	$n = \dfrac{m}{M}$	任何物质的摩尔质量 M,如果以 g/mol 作单位,数值上就等于该种物质的化学式量

表 3-6 溶液浓度与渗透压

物理量名称	符号	常用单位名称、符号	公式	备注
物质的量浓度	c_B	摩尔/升(mol/L)	$c_B = \dfrac{n_B}{V}$	$c_B = \dfrac{\rho_B}{M_B}$
质量浓度	ρ_B	克/升(g/L)	$\rho_B = \dfrac{m_B}{V}$	
质量分数	w_B	单位是 1	$w_B = \dfrac{m_B}{m}$	溶质和溶液的质量单位应相同
体积分数	φ_B	单位是 1	$\varphi_B = \dfrac{V_B}{V}$	溶质为液态,溶质和溶液的体积单位应相同
渗透压力	Π	千帕(kPa)	$\Pi = cRT$	医学上常用渗透浓度来表示溶液渗透压力的大小

表 3-7 渗透压在医学上的意义

溶液类型	浓度范围/(mmol·L^{-1})	细胞形态	临床实例
低渗溶液	<280	溶血	
等渗溶液	$280 \sim 320$	正常	9 g/L NaCl 溶液、50 g/L 葡萄糖溶液
高渗溶液	>320	皱缩	30 g/L NaC 溶液、500 g/L 葡萄糖溶液

目标检测

一、单项选择题

1. 下列实验现象中,能够证明胶体粒子带电荷的是(　　　)。

A. 丁铎尔现象　　　　　　　　　　B. 布朗运动

C. 电泳现象 D. 扩散现象

2. 下列实验中,可以区分溶液和溶胶的是( )。

A. 丁铎尔现象 B. 渗析实验

C. 电泳实验 D. 过滤实验

3. 在溶胶中加入少量电解质可以使溶胶聚沉,其主要原因是( )。

A. 可使胶粒表面电荷增多 B. 可使胶粒表面电荷减少

C. 可使溶胶得到保护 D. 可加快胶粒的布朗运动

4. 符号 M 表示的物理量是( )。

A. 质量浓度 B. 物质的量 C. 物质质量 D. 摩尔质量

5. 符号 N_B 表示的物理量是( )。

A. 粒子数 B. 物质的量的浓度 C. 物质的量 D. 体积分数

6. 1 L NaOH 溶液中含有 20 g NaOH,该溶液物质的量浓度为( )。

A. 0.5 mol/L B. 0.05 mol/L C. 0.4 mol/L D. 0.01 mol/L

7. 把 0.5 mol NaOH 溶解配成 500 mL 溶液,其物质的量浓度为( )。

A. 1 mol/L B. 1 g/L C. 0.1 mol/L D. 0.1 g/L

8. 0.5 mol/L H_2SO_4 溶液的质量浓度为( )g/L。

A. 98 B. 49 C. 4.9 D. 9.8

9. 1 L $MgCl_2$ 溶液中含有 0.02 mol Cl^-,则 $MgCl_2$ 溶液的物质的量浓度是( )。

A. 0.01 mol/L B. 0.02 mol/L C. 0.1 mol/L D. 0.2 mol/L

10. 将两种溶液用半透膜隔开,肯定不会发生渗透现象的是( )。

A. 两种溶液体积相同 B. 两种溶液温度相同

C. 两种溶液物质的量浓度相同 D. 两种溶液渗透浓度相同

11. 下列溶液中,能够使红细胞发生皱缩的溶液是( )。

A. 15 g/L NaCl 溶液 B. 9 g/L NaCl 溶液

C. 50 g/L 葡萄糖溶液 D. 5 g/L 葡萄糖溶液

12. 下列溶液中,能够使红细胞发生膨胀的溶液是( )。

A. 0.148 mol/L $NaHCO_3$ 溶液 B. 0.154 mol/L NaCl 溶液

C. 0.100 mol/L $CaCl_2$ 溶液 D. 0.150 mol/L 葡萄糖溶液

二、填空题

1. 一种或几种物质的细小颗粒分散在另一种物质里所形成的体系称为_____,其中_____称为分散质,_____称为分散剂。

2. 根据分散质粒子直径的大小,可将分散系分为 3 种类型:_____,_____ 和 _____。能够使溶胶稳定的两个主要因素是 _____ 和 _____。

3. 下列溶液 500 mL 中,

含酒精 125 mL,该溶液的体积分数 $\varphi(C_2H_5OH)$ = _____。

含 H_2SO_4 9.8 g,该溶液的物质的量浓度 $c(H_2SO_4)$ = _____。

含 NaCl 14.5 g,该溶液的物质的量浓度 $c(NaCl)$ = _____。

4. 1 mol H_2 的质量是_____ g;0.1 g O_2 的物质的量是_____ mol。

5. 将 4 g NaOH 固体药品溶于水配成 500 mL 溶液,则该溶液的质量浓度为_____,物质的量浓度为_____。从中取出 10 mL 溶液,其中含有 NaOH _____ g。将取出的溶液加水稀释到 100 mL,稀释后溶液的物质的量浓度是_____。

6. 0.15 mol/L NaCl 溶液中 Na^+ 的物质的量浓度是_____,Cl^- 的物质的量浓度是_____。

7. 稀溶液产生渗透现象的条件是_____和_____。

8. 在一定温度下,溶液的渗透压力与单位体积溶液中_____数目成正比,而与_____无关。

9. 医学上把溶液中能产生渗透现象的_____的浓度称为渗透浓度,渗透浓度常用单位是_____。渗透浓度大小实际上反映了浓度渗透压力的大小。

10. 医学上以_____为标准来确定等渗、高渗和低渗溶液。渗透浓度在_____范围内的溶液为等渗溶液;渗透浓度大于_____的溶液为高渗溶液;渗透浓度小于_____的溶液为低渗溶液。临床上常用的两种等渗溶液是_____溶液和_____溶液。

三、计算题

1. 硫喷妥钠是静脉全麻药。用 0.5 g 固体硫喷妥钠配制质量浓度为 15 g/L 的溶液,配成的溶液体积是多少毫升?

2. 测得 100 mL 正常人血清中含有 10.0 mg 的 Ca^{2+},计算正常人血清 Ca^{2+} 的物质的量浓度是多少毫摩尔每升?

3. 1 L $NaHCO_3$ 注射液中含 50 g $NaHCO_3$,分别计算该注射液的质量浓度和物质的量浓度。

4. 苯扎溴铵的俗名新洁尔灭,是临床上常用的外用消毒液。在使用时需将 50 g/L 苯扎溴铵稀释为 1 g/L 的稀溶液。如何用 50 g/L 苯扎溴铵配制 1 g/L 的稀溶液 100 mL?

四、简答题

1. 临床上,常利用泻盐(硫酸镁、柠檬酸镁和磷酸钠等)在肠内形成的高渗溶液帮助排泄。试从渗透压力的角度分析泻盐为什么能使排泄较为容易。

2. 临床上治疗脑水肿,采用静脉滴注 200 g/L 的甘露醇高渗溶液。简要说明为什么要用高渗溶液。

练习与拓展　　　学习小结　　　参考答案

第四单元　化学反应速率与化学平衡

化学反应
速率

知识点/
考点

第一节　化学反应速率

▶学习目标

1. 掌握影响化学反应速率的因素。
2. 熟悉化学反应速率的概念和表示方法。
3. 了解人体中酶的作用。

情境导入

1. 中国古代的青铜器(图4-1)历经千年,锈迹斑斑。
2. 点燃烟花(图4-2),瞬间绽放出美丽的火光。
3. 地底下的古生物遗骸经过亿万年的地质变化最终成为石油(图4-3)燃料。

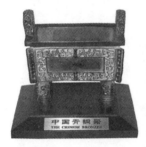

图4-1　青铜器

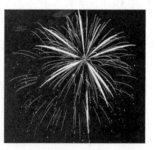

图4-2　烟花

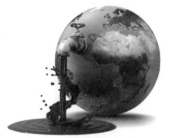

图4-3　石油

同学们,请大家思考一下,这里包含了哪些化学反应?为什么有些化学反应发生得很快,而有一些却进行得很慢呢?

化学反应
速率

(一)化学反应速率

对于速率的一般表述方法,我们并不陌生,而反应速率与速率之间的共同之处在于都有一个确定的起点(速率=0);都有一个和速率大小相匹配的时间单位。对于化学反应来说,当体系为气态或溶液时,可用单位时间内反应物或生成物的浓度(常用物质的量的浓度)变化来表示这个反应的速率,化学反应速率用单位时间内反应物或生成物的物质的量的变化来表示。在容积不变的反应器中,如果浓度的单位用 mol/L,时间单位用 s(秒)、min(分)或者 h(小时)等,化学反应速率的单位即为 mol/(L·s),mol/(L·min)或者 mol/(L·h)等。例如,在合成氨的反应 $N_2+3H_2 \rightleftharpoons 2NH_3$ 的某一时刻,H_2 的浓度为 2 mol/L,经过 2 min,H_2 的浓度变为 1.6 mol/L,那么在这 2 min 的时间内,H_2 的浓度改变量是 0.4 mol/L,所以该反

应的平均速率 $v=0.2\ mol/(L\cdot min)$。

（二）影响化学反应速率的因素

自然界里有些反应进行得比较快，有些会比较慢，决定化学反应速率的因素除了反应本身的内在因素外，外界环境也非常重要，因此可以通过改变化学反应的外界条件，来改变和控制化学反应速率。例如，加热、搅拌、增大反应物的浓度、使用催化剂等，是常用的方法。日常生活中，汽车加大油门、向炉膛鼓风、用煤粉代替煤块、用温水提高发酵的温度、把食物放在冰箱里以延长保鲜期、在糕点包装内附有小包除氧剂等，就是为了改变化学反应速率而采取的有效措施。

影响化学反应速率的主要因素有浓度、压力、温度和催化剂。

1. 浓度对化学反应速率的影响

实践活动

取两支试管，分别加入 4 mL 0.01 mol/L KMnO$_4$ 溶液，然后向一支试管中加入 0.1 mol/L H$_2$C$_2$O$_4$（草酸）溶液 2 mL，记录溶液褪色所需的时间；向另一支试管中加入 0.2 mol/L H$_2$C$_2$O$_4$ 溶液 2 mL，记录溶液褪色所需的时间。

实验中发生了如下反应：

$$2KMnO_4+5H_2C_2O_4+3H_2SO_4 = K_2SO_4+2MnSO_4+10CO_2\uparrow+8H_2O$$

加入试剂	0.1 mol/L H$_2$C$_2$O$_4$ 溶液	0.2 mol/L H$_2$C$_2$O$_4$ 溶液
实验现象		
褪色时间		
结　论		

2. 压力对化学反应速率的影响

对于气体来说，在一定温度下，一定质量的气体所占的体积与压力大小成反比（图4-4）。也就是说，在相同温度下，压力越大，一定质量气体的体积就越小，单位体积内气体的分子数越多。对于气体反应来说，增大压力（减小容器容积）相当于增大反应物的浓度，化学反应速率加快；减小压力（增大容器容积）相当于减小反应物的浓度，化学反应速率减慢。由于固体、液体粒子间的空隙很小，增大压力几乎不能改变它们的浓度，可以认为对只有固体或液体参加的反应，压力的变化对于化学反应速率的影响可以忽略不计。

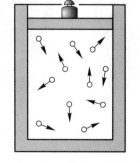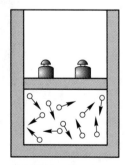

图4-4　压力与一定质量气体所占体积关系的示意图

3. 温度对化学反应速率的影响

实践活动

取两支试管各加入 5 mL 0.1 mol/L Na$_2$S$_2$O$_3$ 溶液；另取两支试管各加入 5 mL 0.1 mol/L H$_2$SO$_4$溶液，将四支试管分成两组（各有一支盛有 Na$_2$S$_2$O$_3$ 溶液和 H$_2$SO$_4$溶液的试管），一组放入冷水中，另一组放入热水中，经过一段时间后，分别混合并搅拌，记录出现浑浊的时间。

实验中反应的化学方程式为：

$$Na_2S_2O_3 + H_2SO_4 \!=\!=\! Na_2SO_4 + SO_2 + S\downarrow + H_2O$$

试剂及用量	0.1 mol/L Na$_2$S$_2$O$_3$ 溶液 5 mL 0.1 mol/L H$_2$SO$_4$溶液 5 mL	0.1 mol/L Na$_2$S$_2$O$_3$ 溶液 5 mL 0.1 mol/L H$_2$SO$_4$溶液 5 ml
外界条件	冷水	热水
出现浑浊时间		
结论		

4. 催化剂对化学反应速率的影响

在化学反应里能显著改变其他物质的化学反应速率（既能提高也能降低），而本身的质量和化学性质在反应前后都没有发生改变的物质叫催化剂（也叫触媒）。

实践活动

取三支试管，分别加入 4 mL 5% H$_2$O$_2$ 溶液，然后向一支试管中加入少量 MnO$_2$，另外一支试管中加入少量 FeCl$_3$，记录下三支试管中产生的实验现象（图 4-5）。

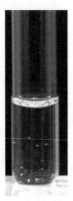 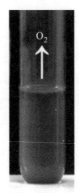 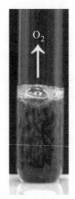

H$_2$O$_2$　　　　　H$_2$O$_2$+MnO$_2$　　　　　H$_2$O$_2$+FeCl$_3$

图 4-5　过氧化氢的分解反应

实验试剂	5% H$_2$O$_2$	5% H$_2$O$_2$+MnO$_2$（少量）	5% H$_2$O$_2$+FeCl$_3$
产生气泡时间			
结论			

催化剂能改变化学反应速率的作用叫催化作用。催化剂自身的组成、化学性质和质量在反应前后不发生变化。一种催化剂并非对所有的化学反应都有催化作用。例如,二氧化锰在氯酸钾受热分解中起催化作用,加快化学反应速率,但对其他的化学反应就不一定有催化作用。某些化学反应并非只有唯一的催化剂。例如,氯酸钾受热分解中能起催化作用的还有氧化镁、氧化铁和氧化铜等。

 知识拓展

生命活动需要消耗大量的能量,当我们吃了食物之后,为什么能够快速地消化、吸收并转化成能量呢? 这是因为生物体内有天然活体催化剂——酶(图4-6)。酶是存在于生物体内的一种特殊的催化剂。酶的种类很多,如淀粉酶、蛋白酶和胰蛋白酶等。酶催化剂的选择性极强,一种酶只对一种或一类物质起催化作用,就像一把钥匙只能开一把锁一样。例如,淀粉和纤维素都能发生水解,生成葡萄糖。由于人体中只含有对淀粉水解反应具有催化作用的淀粉酶,不含有纤维素水解酶,所以人的主

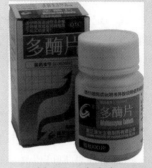

图4-6 多酶片

要食物是含有大量淀粉的谷物。淀粉酶催化淀粉迅速水解转化为葡萄糖,为人体提供能量。酶的催化作用效率极高。例如,在实验室进行蛋白质水解反应,需要在强酸中加热到100 ℃,约24 h才能完全反应;若在人体胃液中,由于胃蛋白的催化作用,蛋白质在体温(约37 ℃)下就能很快地水解为氨基酸。

第二节　化学平衡

化学平衡

 学习目标

1. 掌握化学反应到达平衡状态的特点,浓度、压力和温度改变时化学平衡移动的方向。

2. 熟悉平衡移动原理,可逆反应和不可逆反应。

3. 了解利用化学平衡的移动原理指导生产实践活动。

知识点/考点

情境导入

20 ℃时,将一块质量为40 g的NaCl晶体投入100 g水中,充分搅拌,至固体不再溶解为止,静置。经过相当长的时间后,发现NaCl晶体质量不再发生变化,但NaCl晶体的形状在不断发生改变,为什么?

原因解释:

宏观表象	微观速率解释
溶解	$v(溶解)>v(结晶)$
结晶	$v(溶解)<v(结晶)$
饱和	$v(溶解)=v(结晶)$

（一）可逆反应和化学平衡

1. 可逆反应和不可逆反应

化学平衡

在一定条件下，有一些化学反应一旦发生就能不断进行，直到反应物几乎完全转变成生成物为止，而在同样条件下，相反方向的反应几乎不能进行。这种只能向一个方向单向进行的反应称为不可逆反应。例如，氯酸钾（$KClO_3$）在二氧化锰催化下加热分解的反应就是不可逆反应：

$$2KClO_3 \xrightarrow[\triangle]{MnO_2} 2KCl+3O_2\uparrow$$

但是，还有很多化学反应与上述反应不同。在相同反应条件下，反应物能转变成生成物，同时生成物也可以转变成反应物。这种在相同条件下，能同时向两个相反方向双向进行的反应，称为可逆反应。为了表示反应的可逆性，在化学方程式中常用两个带相反箭头的符号"$\rightleftharpoons$"（可逆符号）代替等号"$=$"。例如，氮气和氢气化合生成氨气的反应就是可逆反应：

$$N_2+3H_2 \xrightleftharpoons[催化剂]{高温高压} 2HN_3$$

在可逆反应中，通常把从左向右进行的反应称为正反应，从右向左进行的反应称为逆反应。

2. 化学平衡

化学平衡状态，就是指在一定条件下的可逆反应里，正反应速率和逆反应速率相等，反应混合物中各组分的浓度保持不变的状态。

注意三点：适用范围——可逆反应；内在本质——$v(正)=v(逆)\neq 0$；外在标志——反应混合物中各组分的浓度保持不变。

（二）浓度对化学平衡的影响

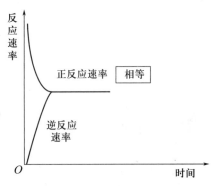

实践活动

向盛有 5 mL 0.005 mol/L $FeCl_3$ 溶液的试管中加入 5 mL 0.01 mol/L KSCN 溶液，溶液呈现红色。在这个反应体系中存在下述化学平衡：

$$Fe^{3+}+3SCN^- \rightleftharpoons Fe(SCN)_3（红色）$$

① 将上述溶液均分置于两支试管中；向其中一支试管中加入饱和 $FeCl_3$ 溶液 4 滴，充分振荡，观察溶液的颜色变化；向另外一支试管中滴加 4 滴 1 mol/L KSCN 溶液，观察溶液颜色

变化。

② 向上述两支试管中各滴加 0.01 mol/L NaOH 溶液 3~5 滴,观察现象。

步骤一	滴加饱和 $FeCl_3$ 溶液	滴加 1 mol/L KSCN 溶液
现象		
步骤二	滴加 0.01 mol/L NaOH 溶液	滴加 0.01 mol/L NaOH 溶液
现象		
结论		

思考讨论:

① 上述两个实验中,化学平衡状态是否发生了改变? 你是如何进行判断的?

② 从中能否推知影响化学平衡状态的因素?

增大反应物浓度,正反应速率加快,平衡向正反应方向移动;增大生成物浓度,逆反应速率加快,平衡向逆反应方向移动。在工业生产中适当增大廉价的反应物的浓度,使化学平衡向正反应方向移动,可提高价格较高原料的转化率,以降低生产成本。

(三) 温度对化学平衡的影响

化学反应常伴随着放热或吸热现象的发生。放出热量的反应称为放热反应,吸收热量的反应称为吸热反应。一般在化学方程式右端写出热量变化,用符号"Q"表示,放热用"+"表示,吸热用"−"表示。物质的固态、液态、气态可分别用符号 s、l、g 表示。例如:

$$2NO_2(g) \Longrightarrow N_2O_4(g) + Q$$
（红棕色）　　（无色）

对于可逆反应,如果正反应是放热反应,逆反应就一定是吸热反应;如果正反应是吸热反应,那么逆反应一定是放热反应,而且,放出的热量和吸收的热量相等。

实践活动

取出装有 NO_2 和 N_2O_4 混合气体的平衡仪,将平衡仪的一端放入盛有热水的烧杯中,另一端放入盛有冰水的烧杯中,观察并比较两个玻璃球中气体颜色的变化(图 4-7)。

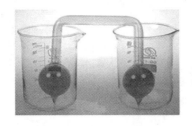
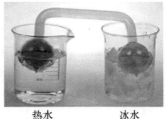

热水　　　　　冰水

图 4-7　温度对化学平衡的影响

实验现象:放入热水的玻璃球中气体的红棕色加深,而放入冰水的玻璃球中气体的红棕色变浅。这说明升高温度,NO$_2$的浓度增加,即平衡向逆反应方向(吸热方向)移动;降低温度,NO$_2$的浓度减少,即平衡向正反应方向(放热方向)移动。

大量实验表明:在其他条件不变的情况下,温度升高,会使化学平衡向着吸热反应的方向移动;温度降低,会使化学平衡向着放热反应的方向移动。

（四）压力对化学平衡的影响

对于有气体参加的可逆反应,如果反应前后气体分子总数不相等,那么改变平衡体系的压力,对正、逆反应速率的影响则不同,化学平衡就会发生移动。移动的方向与反应前后气体分子总数(气体体积)的变化有关。例如:

$$2NO_2 \rightleftharpoons N_2O_4$$
$$\text{(红棕色)} \qquad \text{(无色)}$$

实验证明,该可逆反应达到平衡后,如果增大平衡体系的压力,混合气体的颜色先变深后变浅,颜色先变深是由于加压,体积缩小,NO$_2$和N$_2$O$_4$的浓度都增大;后变浅说明平衡向正反应方向移动了。如果减小平衡体系的压力,混合气体的颜色先变浅后变深,颜色先变浅是由于减压,体积增大,NO$_2$和N$_2$O$_4$的浓度都减小;后变深,说明平衡向逆反应方向移动了。

从化学方程式可以看出,反应前气体分子(气态反应物分子)总数为2,反应后气体分子总数1,即正反应方向是气体分子总数减少的方向。由于反应物的气态分子数多,生成物的气态分子数少,所以增大压力时,正反应速率比逆反应速率提高很多,导致化学平衡向气体分子总数减少的方向,即向正反应方向移动。

压力对化学平衡移动的影响:在其他条件不变时,增大压力,化学平衡向气体分子总数减少(气体体积缩小)的方向移动;减小压力,化学平衡向气体分子总数增加(气体体积增大)的方向移动。

对于反应前后气体分子总数相等的可逆反应,改变压力,不会使化学平衡移动。例如:

$$CO+NO_2 \rightleftharpoons CO_2+NO$$

📑 知识拓展

勒夏特列(图4-8)原理(又称平衡移动原理)是一个定性预测化学平衡点的原理,主要内容:在一个已经达到化学平衡的反应中,如果改变影响化学平衡的条件之一(如温度、压力以及参加反应的化学物质的浓度),平衡将向着能够减弱这种改变的方向移动。

催化剂能改变化学反应速率,但是对于可逆反应而言,催化剂同等程度地加快或者减慢了正、逆反应速率,所以只能缩短平衡所需的时间,而不能使化学平衡发生移动。

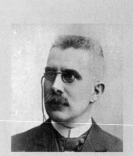

图4-8　勒夏特列

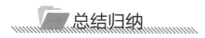 **总结归纳**

表4-1中总结了浓度、温度和催化剂对化学反应速率和化学平衡移动方向的影响。

表 4-1　浓度、温度和催化剂对化学反应速率和化学平衡移动方向的影响

条件变化	对化学反应速率影响	化学平衡移动方向
增大反应物浓度	正反应速率增大	向正反应方向移动
增大生成物浓度	逆反应速率增大	向逆反应方向移动
减小反应物浓度	正反应速率减小	向逆反应方向移动
减小生成物浓度	逆反应速率减小	向正反应方向移动
升高温度	正、逆反应速率均增大	向吸热反应方向移动
降低温度	正、逆反应速率均减小	向放热反应方向移动
催化剂	正、逆反应速率都同等程度增大	不移动（缩短到达平衡的时间）

目标检测

一、单项选择题

1. 有关化学反应速率的叙述,错误的是(　　)。

A. 一定时间内的平均速率　　　　　　　B. 用不同物质表示时数值可以不同

C. 指某一时刻的瞬时速率　　　　　　　D. 可用单位时间内反应物浓度减少表示

2. 下列条件中,一定能使化学反应速率加快的因素是(　　)。

A. 反应物的量增加　　　B. 压力增加　　　C. 升高温度　　　D. 加入催化剂

3. 关于催化剂的叙述,不正确的是(　　)。

A. 一定能使化学反应速率加快　　　　　B. 在化学反应前后几乎不变

C. 负催化剂能使化学反应速率减慢　　　D. 酶是生物体内的重要催化剂

4. 反应 $C(固)+H_2O(气) \rightleftharpoons CO(气)+H_2(气)$　$Q=+131.3\ kJ/mol$,下列条件能使化学平衡向生成 CO 方向移动的是(　　)。

A. 增加 CO 的浓度　　　　　　　　　　B. 减少 H_2O 的浓度

C. 升高温度　　　　　　　　　　　　　D. 增加压力

5. 药物存放在冰箱中保存的意义是(　　)。

A. 保持干燥　　　　　　　　　　　　　B. 防止光照

C. 降低反应速率　　　　　　　　　　　D. 增强药物疗效

6. 当其他条件不变时,能使化学平衡 $NO_2+CO \rightleftharpoons NO+CO_2$ 向生成 NO_2 方向移动的是(　　)。

A. 增加压力　　　　　　　　　　　　　B. 加入催化剂

C. 增加 NO_2 的量　　　　　　　　　　D. 增加 CO_2 的量

7. 在正反应为放热反应的可逆反应中,升高温度对化学反应速率的影响是(　　)。

A. 只增大 $v_正$　　　　　　　　　　　　B. 只增大 $v_逆$

C. $v_正$、$v_逆$ 均增大　　　　　　　　　D. $v_正$、$v_逆$ 均减小

8. 有关化学平衡的叙述,正确的是(　　)。

A. 是一种静态平衡

B. 任何化学反应都有平衡

C. 化学平衡时表示反应在这一条件下进行到最大程度

D. 化学平衡时，$v_正 = v_逆 = 0$

9. 下列可逆反应达到平衡后，增加压力使化学平衡向右移动的是（　　）。

A. $2C(固) + O_2 \rightleftharpoons 2CO(气)$

B. $C(固) + H_2O(气) \rightleftharpoons CO(气) + H_2(气)$

C. $2SO_2(气) + O_2(气) \rightleftharpoons 2SO_3(气)$

D. $N_2O_4(气) \rightleftharpoons 2NO_2(气)$

10. 反应 $2SO_2(气) + O_2(气) \rightleftharpoons 2SO_3(气)$ 达到化学平衡时，叙述正确的（　　）。

A. SO_3 不再分解成 SO_2 和 O_2

B. SO_2 和 O_2 不再发生化合反应

C. SO_2 和 SO_3 的浓度相等

D. SO_2 与 O_2 反应生成 SO_3 的速率和 SO_3 分解生成 SO_2 和 O_2 的速率相等

二、填空题

1. 化学反应的_____就是化学反应速率，影响化学反应速率的因素有_____、_____、_____、_____等。

2. 在一定条件下的可逆反应中，_____反应体系中各物质浓度_____的状态称为化学平衡状态。

3. 若升高温度可使反应 $A+B \rightleftharpoons 2C$ 中 C 浓度增加，则正反应为_____热反应，若 A 为气态，增加压力时 A 的浓度增加，则 B 为_____态，C 为_____态。

三、简答题

1. 合成氨的反应 $N_2(气) + 3H_2(气) \rightleftharpoons 2NH_3(气)$　　$Q = +92.38 \text{ kJ/mol}$ 达到化学平衡时，采取哪些措施有利于氨的生成？

2. 吸入 CO 后，CO 会结合人体中的血红蛋白建立如下化学平衡：

$$CO + HbO_2 \rightleftharpoons O_2 + HbCO$$

当 HbCO 浓度为 HbO_2 浓度的 2% 时，人的智力就会受到严重损伤。如果有人发生了 CO 中毒，根据化学平衡移动原理，请你说说应该怎么办？

练习与拓展　　　　学习小结　　　　参考答案

第五单元　电解质溶液

弱电解质的解离平衡

第一节　弱电解质的解离平衡

学习目标

　　1. 掌握强电解质的解离方程式,弱电解质的解离方程式,同离子效应,发生同离子效应的条件和结果。
　　2. 熟悉强电解质和弱电解质的概念,常见的强电解质和弱电解质。
　　3. 了解弱电解质的解离平衡。

知识点/考点

情境导入

　　北京时间 2012 年 6 月 29 日 10 时,神舟九号飞船返回舱成功降落在位于内蒙古中部的主着陆场预定区域,航天员景海鹏、刘旺和刘洋平安回家(图 5-1)。神舟九号航天员返回地面后,主着陆场为他们安排的第一餐,包括粥、花卷、咸菜、清炒蔬菜、水果、清炖羊肉及一些电解质饮料,其中电解质饮料可以帮助航天员尽快地恢复体能,补充身体在 13 天太空之旅中丢失的钠、钾、镁、钙和磷等矿物质元素,维持内环境稳定,保证人体正常活动。

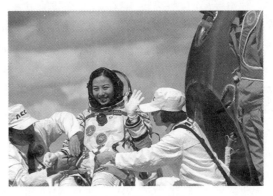

图 5-1　航天员出仓

　　（一）强电解质和弱电解质
　　化学上把在水溶液中或熔融状态下能够导电的化合物称为电解质,不能导电的化合物称为非电解质。例如,酸、碱和盐等大都是电解质,而葡萄糖、蔗糖和酒精等有机化合物大部分是非电解质。

电解质和非电解质导电性

　　电解质溶液之所以能够导电,是因为溶液中存在着能够自由移动的阴、阳离子。溶液的导电能力强弱不同,说明单位体积内所含离子数目不同。单位体积内离子数目越多,溶液的导电性越强;反之溶液的导电性就越弱。

　　根据电解质解离程度的大小,将电解质分为强电解质和弱电解质。

　　1. 强电解质
　　盐酸、氢氧化钠和氯化钠在水溶液里能全部解离成阴、阳离子,这种电解质称为强电解质。强电解质的解离是不可逆的,其解离方程式用"$=\!=\!=$"表示。例如,$HCl=\!=\!=H^{+}+Cl^{-}$ 和

$$NaOH \Longrightarrow Na^+ + OH^-。$$

强酸(如 HCl、H_2SO_4 和 HNO_3 等)、强碱(如 NaOH、KOH、Ba(OH)$_2$ 和 Ca(OH)$_2$ 等)和大多数盐(如 NaCl、KI 和 $CaCl_2$ 等)都是强电解质。

2. 弱电解质

醋酸、氨水在水溶液里只有一小部分解离成离子,大部分是未解离的分子。在水溶液中只能部分解离成阴、阳离子的电解质称为弱电解质。在弱电解质溶液中,弱电解质分子解离成离子的同时,又有一部分离子互相结合成分子。弱电解质的解离是可逆的,在解离方程式中用"$\Longrightarrow$"表示解离的可逆性。例如:

$$NH_3 \cdot H_2O \Longrightarrow NH_4^+ + OH^-$$

$$\underset{\text{醋酸}}{CH_3COOH} \Longrightarrow H^+ + \underset{\text{醋酸根离子}}{CH_3COO^-}$$

弱酸(如醋酸、碳酸和磷酸等)、弱碱(如氨水等)、水和少数盐类都是弱电解质。

(二) 弱电解质的解离平衡

1. 解离平衡

弱电解质的解离过程是可逆的。以醋酸为例进行说明:

$$CH_3COOH \Longrightarrow H^+ + CH_3COO^-$$

开始解离时,解离速率较大,随着醋酸分子解离成离子,溶液里分子浓度不断减少,离子浓度不断增大,因而解离的速率逐渐减少,离子结合成分子的速率逐渐增大。当解离过程和结合过程的速率相等时,溶液里的醋酸分子、氢离子和醋酸根离子的浓度不再改变,体系处于平衡状态。在一定条件下,当弱电解质分子解离成离子的速率与离子重新结合成电解质分子的速率相等时的状态,称为弱电解质的解离平衡。

解离平衡是一种动态平衡。当外界条件改变时,解离平衡会发生移动。

2. 解离平衡移动

在氨水中存在着下列平衡:

$$NH_3 \cdot H_2O \Longrightarrow NH_4^+ + OH^-$$

达到平衡时,溶液里 $NH_3 \cdot H_2O$、NH_4^+ 和 OH^- 都保持着一定的浓度。如果改变其中任一浓度,平衡则发生移动。例如,加入盐酸,酸中的 H^+ 能够结合 OH^- 生成水,减少 OH^- 浓度,使解离平衡向右移动;加入氢氧化钠能够增大 OH^- 浓度,使解离平衡向左移动;通入氨气增大了 $NH_3 \cdot H_2O$ 浓度,使解离平衡向右移动。可见改变平衡状态时电解质分子或离子的浓度,可使原来的解离平衡被破坏,直至建立新的平衡。这种由于条件(如浓度)的改变,弱电解质由原来的解离平衡达到新的解离平衡的过程,称为解离平衡的移动。

实践活动

电解质溶液的导电性

对等体积、等浓度(0.5 mol/L)的盐酸、醋酸、氢氧化钠溶液、氨水、氯化钠溶液和蔗糖溶液进行导电性实验,注意观察灯泡是否发光及发光的明亮程度。

实验结果表明:用蔗糖溶液导电时,灯泡不亮;用氨水和醋酸溶液导电时,灯泡亮度弱;用盐酸、氢氧化钠和氯化钠溶液导电时,灯泡亮度强。可见体积和浓度相同而种类不同的电解质在相同条件下,导电性是不同的。

同离子效应

在小烧杯内加入氨水适量,再滴加 1 滴酚酞试液,摇匀后分别倒入两支试管。在其中一支试管中加入少量氯化铵固体,振摇使之溶解,观察两支试管内溶液的颜色变化。

实验现象:在氨水中滴加酚酞,溶液因呈碱性而显红色。加入氯化铵的试管溶液颜色变浅,说明碱性减弱,即 OH^- 浓度减少。这是因为氯化铵是强电解质,在溶液里全部解离成 NH_4^+ 和 Cl^-,溶液中 NH_4^+ 浓度显著增大,破坏了氨水的解离平衡,平衡向左移动。达到新的平衡时,溶液里 OH^- 浓度减小,$NH_3 \cdot H_2O$ 浓度增大,解离度减小,故溶液的红色变浅。这一过程可表示如下:

$$NH_3 + H_2O \rightleftharpoons OH^- + NH_4^+$$
$$NH_4Cl \Longrightarrow Cl^- + NH_4^+$$

在弱电解质溶液中,加入和弱电解质具有相同离子的强电解质,使弱电解质解离度减小的现象称为同离子效应。

知识拓展

电解质饮料

人体内的电解质通常指血清钠、钾、氯三种,广泛分布在细胞内外,参与体内许多重要的功能和代谢活动,对正常生命活动的维持起着非常重要的作用。临床上常见的电解质代谢紊乱有低钠血症、高钠血症、低钾血症和高钾血症。剧烈运动或天气炎热时大量出汗,会引起钠、钾等元素流失过多,容易出现电解质浓度失衡、紊乱,使神经和肌肉的应激受到影响,从而产生恶心、呕吐和肌肉痉挛等症状。因此,在高温环境中工作或剧烈运动的人,要及时补充水分和盐分,以维持体内的水、电解质平衡。电解质饮料中最普通的就是盐开水,另外还可以选择市场上的运动饮料(图 5-2)和矿物质饮料。

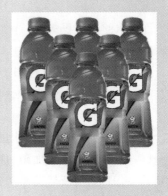

图 5-2　运动饮料

第二节　水的解离和溶液的 pH

水的解离和溶液的 pH

学习目标

1. 掌握水的离子积,氢离子的浓度和溶液酸碱性的关系。
2. 熟悉 pH 的含义,溶液 pH 与酸碱性的关系。
3. 了解血液的 pH 及其重要意义。

知识点/考点

情境导入

　　人的胃液中含有 0.2% ~ 0.4% 的盐酸,pH 维持在 0.9 ~ 1.5 之间。胃酸在食物的消化过程中起着极其重要的作用。盐酸能激活胃蛋白酶原,使其转变为胃蛋白酶,并为胃蛋白酶发挥作用提供适宜的酸性环境,杀死随食物及水进入胃内的细菌,分解食物中的结缔组织和肌纤维,使食物中的蛋白质变性,易于被消化。但是如果胃酸分泌过多,pH 降低,对胃黏膜具有侵蚀作用,引起胃的炎症或溃疡。治疗上通常选用中和胃酸的药物如"小苏打片""复方氢氧化铝"等。pH 的意义是什么,溶液的 pH 与酸碱性有什么关系?

(一) 水的解离

　　实验证明,水是一种极弱的电解质,它能解离出极少量的 H^+ 和 OH^-。水的解离方程式为

$$H_2O \rightleftharpoons H^+ + OH^-$$

　　实验测得,25 ℃ 时 1 L 纯水中仅有 10^{-7} mol 水分子解离,这时水中的 $[H^+] = [OH^-] = 1×10^{-7}$ mol/L,二者的乘积是一个常数,用 K_w 表示:

$$[H^+] \cdot [OH^-] = K_w \quad K_w = 10^{-7} × 10^{-7} = 10^{-14}$$

K_w 称为水的离子积常数,简称水的离子积。纯水及任何稀溶液中,$[H^+]$ 和 $[OH^-]$ 的乘积都是一个常数,常温下为 10^{-14}。

(二) 溶液的酸碱性和 pH

1. 溶液的酸碱性与 H^+ 浓度的关系

　　常温时,纯水中的 H^+ 和 OH^- 浓度相等,都是 $1×10^{-7}$ mol/L,所以纯水是中性的。如果向纯水中加酸,H^+ 浓度增大,水的解离平衡向左移动,达到新的平衡时,$[H^+] > [OH^-]$,溶液呈酸性。如果往纯水中加碱,OH^- 浓度增大,水的解离平衡向左移动,当达到新的平衡时,$[OH^-] > [H^+]$,溶液呈碱性。

　　常温下,溶液的酸碱性与 $[H^+]$ 和 $[OH^-]$ 的关系可表示为

中性溶液　　　　$[H^+] = [OH^-] = 1×10^{-7}$ mol/L

酸性溶液　　　　$[H^+] > 1×10^{-7}$ mol/L $> [OH^-]$

碱性溶液　　　　$[H^+] < 1×10^{-7}$ mol/L $< [OH^-]$

　　由此可见,由于存在水的解离平衡,无论是中性、酸性还是碱性溶液,都同时含有 H^+ 和 OH^-,只不过两种离子浓度的相对大小不同而已。H^+ 浓度越大,溶液的酸性越强;OH^- 浓度越大,溶液的碱性越强。溶液的酸碱性可以用 $[H^+]$ 或 $[OH^-]$ 来表示。

2. pH 意义与简单计算

　　溶液的酸碱性可以用 H^+ 浓度来表示,但当溶液中 $[H^+]$ 很小时,无论计算还是使用都不方便,因此化学上常用 pH 表示溶液的酸碱度。溶液的 pH 就是氢离子浓度的负对数。一般 pH 的常用范围是 0 ~ 14。

$$pH = -lg[H^+]$$

$[H^+] = 1×10^{-7}$ mol/L,则 $pH = -lg(1×10^{-7}) = 7$

$[H^+] = 1 \times 10^{-10}$ mol/L，则 $pH = -lg(1 \times 10^{-10}) = 10$

$[OH^-] = 1 \times 10^{-4}$ mol/L，则 $[H^+] = 10^{-10}$ mol/L，$pH = 10$

3. 溶液的酸碱性与 pH 的关系

常温下，溶液的酸碱性与 pH 的关系是：

中性溶液　　pH = 7

酸性溶液　　pH < 7

碱性溶液　　pH > 7

$[H^+]$ 越大，pH 越小，溶液的酸性越强；$[H^+]$ 越小，pH 越大，溶液的碱性越强。用 pH 可以表示溶液酸碱性的强弱。$[H^+]$ 和 pH 的对应关系见表 5-1。

表 5-1　溶液的酸碱性与 $[H^+]$、$[OH^-]$ 及 pH 的对应关系

$[H^+]$	1	10^{-1}	10^{-2}	10^{-3}	10^{-4}	10^{-5}	10^{-6}	10^{-7}	10^{-8}	10^{-9}	10^{-10}	10^{-11}	10^{-12}	10^{-13}	10^{-14}
$[OH^-]$	10^{-14}	10^{-13}	10^{-12}	10^{-11}	10^{-10}	10^{-9}	10^{-8}	10^{-7}	10^{-6}	10^{-5}	10^{-4}	10^{-3}	10^{-2}	10^{-1}	1
pH	0	1	2	3	4	5	6	7	8	9	10	11	12	13	14
酸碱性				酸性增强←————			中性————			→碱性增强					

测定溶液酸碱性可以使用 pH 试纸（图 5-3），但如要精确测定溶液 pH 需用酸度计（图 5-3）。

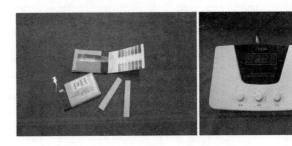

图 5-3　pH 试纸和酸度计

📁 **知识拓展**

酸性体质与人体健康

健康人血液的 pH 在 7.35～7.45 之间，呈弱碱性。如果受体外环境污染、心理负担过重、不良的生活习惯及饮食习惯的影响，体质通常会逐渐转为酸性。与碱性体质相比，酸性体质者容易出现疲乏、记忆力减退、注意力不集中、腰酸腿痛、腹泻、便秘等，但初期到医院也检查不出什么疾病。如果长期处在酸性体质不加以改善，女性的皮肤会过早地黯淡和衰老；儿童会出现发育不良、食欲缺乏、注意力难以集中等症状；中老年人则会因此引发糖尿病、神经系统疾病和心脑血管疾病。因此，医学专家指出：人体体液的酸化是"百病之源"。

酸性体质不利于人体健康。那么如何预防酸性体质，把身体"碱"回来？

1. 多运动、放松心情

在阳光下多运动、多出汗,放松心情,可帮助排出人体内多余的酸性物质。

2. 多吃碱性食物

日常生活中要尽量多吃碱性食物,碱性食物比如海带、白萝卜、豆腐、红豆、大豆、苹果、洋葱、芥蓝、番茄、菠菜和香蕉等都是不易引起食欲但却对身体有益的东西。

总之,要纠正不良生活方式,使机体处于良好的状态,进行科学的锻炼,促进酸性物质的排出,还要有一个合理的膳食,保证人体营养均衡。最后,保持良好的心情也是预防人体酸化的有效措施。

第三节　离子反应和盐的水解

离子反应和盐的水解

知识点/考点

 学习目标

1. 掌握离子反应发生的条件,离子方程式的书写方法,盐类的组成类型,盐类水解的概念。

2. 熟悉强碱弱酸盐、强酸弱碱盐水溶液的酸碱性。

3. 了解盐类水解在医学上的意义。

 情境导入

话说三国时期,诸葛亮为了擒拿南王孟获,率军南征至云南西洱河,遇四口泉水,其中一口为哑泉。时逢天气炎热,人马饮用了哑泉水后,全都中毒,将士们都说不出话来。后来幸得一智者指教,复饮安乐泉水,终于转危为安,渡过难关。现实中,真的有哑泉吗?它为什么能致人变哑呢?安乐泉水又是什么灵丹妙药呢?

某日上午10点左右,家住市区的李老太与邻居到附近的山上采槐树花时,不慎被蜜蜂蜇伤,当时她并未在意。回家后李老太感到伤处疼痛加重、呼吸困难、意识不清,家人急忙拨打急救电话,经医生对症处理,李老太脱离了危险。医生告诉患者家属,蜜蜂叮咬人后,皮肤上常起红疹,是因为蜜蜂蜇人后注入的酸性物质(主要成分是蚁酸)导致人体血液酸碱平衡被破坏所致。那么当蜜蜂叮咬后,应如何利用家庭常用的物质加以处理?一般情况下,在患处涂抹纯碱、小苏打或肥皂水即可。

（一）离子反应

电解质在溶液中能够解离出自由移动的离子,所以电解质在溶液中的反应实质上是离子间的反应。把这种溶液中离子之间的反应称为离子反应。例如,氯化钠溶液与硝酸银溶液的反应:

$$NaCl+AgNO_3 === AgCl\downarrow +NaNO_3$$

氯化钠、硝酸银和硝酸钠都是易溶于水的强电解质,在溶液中都以离子形式存在。氯化

银是难溶性物质,不能写成离子,故化学方程式可写为

$$Na^+ + Cl^- + Ag^+ + NO_3^- = AgCl \downarrow + Na^+ + NO_3^-$$

可以看出,反应前后 Na^+ 和 NO_3^- 没有变化,可以省略。则上式可写成离子方程式:

$$Ag^+ + Cl^- = AgCl \downarrow$$

用实际参加化学反应的离子的符号来表示离子反应的式子称为离子方程式。离子方程式与一般化学方程式不同,它不仅表示一个具体化学反应的实质,而且还能表示同一类型反应的规律。例如,上述离子方程式不仅说明氯化钠溶液与硝酸银溶液的反应实质是 Cl^- 和 Ag^+ 反应生成 $AgCl$ 沉淀,而且还反映出任何可溶性银盐和任何可溶性氯化物反应,都生成 $AgCl$ 沉淀。

书写离子方程式一般经过四个步骤,以氯化钡和硫酸钠的反应为例。

（1）一写:根据反应事实,写出化学反应方程式并配平;

$$BaCl_2 + Na_2SO_4 = BaSO_4 \downarrow + 2NaCl$$

（2）二拆:将易溶的强电解质写成离子,而难溶的电解质、单质、气体及水和其他弱电解质仍写成分子形式;

$$Ba^{2+} + 2Cl^- + 2Na^+ + SO_4^{2-} = BaSO_4 \downarrow + 2Na^+ + 2Cl^-$$

（3）三删:删去方程式两边相同的离子,即没有参加反应的离子;

$$Ba^{2+} + SO_4^{2-} = BaSO_4 \downarrow$$

（4）四查:检查式子两边各元素的原子个数和电荷数是否相等。

（二）复分解反应发生的条件

复分解反应实质上是两种电解质在溶液中的离子反应。此类反应发生的条件是生成难溶的、难解离的物质或气体。

（1）生成难溶的物质。例如,硫酸钠溶液和氯化钡溶液的反应:

化学方程式:　　　　　$BaCl_2 + Na_2SO_4 = BaSO_4 \downarrow + 2NaCl$

离子方程式:　　　　　$SO_4^{2-} + Ba^{2+} = BaSO_4 \downarrow$

这一离子方程式说明,硫酸钠和氯化钡反应的实质是 Ba^{2+} 和 SO_4^{2-} 生成了 $BaSO_4$ 沉淀,而且还反映了任何可溶性硫酸盐和可溶性钡盐反应,都生成 $BaSO_4$ 沉淀。

（2）生成难解离的物质。例如,盐酸和氢氧化钠溶液的反应:

化学方程式:　　　　　$HCl + NaOH = NaCl + H_2O$

离子方程式:　　　　　$H^+ + OH^- = H_2O$

这一离子方程式说明,盐酸和氢氧化钠反应的实质是 H^+ 和 OH^- 生成了难解离的水,而且还反映了在一定条件下强酸和强碱中和反应的实质。

（3）生成气体。例如,碳酸钠溶液和盐酸的反应:

化学方程式:　　　　　$Na_2CO_3 + 2HCl = 2NaCl + H_2O + CO_2 \uparrow$

离子方程式:　　　　　$CO_3^{2-} + 2H^+ = H_2O + CO_2 \uparrow$

这一离子方程式说明,碳酸钠和盐酸反应的实质是 CO_3^{2-} 和 H^+ 生成了水和二氧化碳气体,而且还反映了任何可溶性酸和可溶性碳酸盐反应都生成水和二氧化碳气体。

除复分解反应属离子反应外,还有其他类型的离子反应,如有单质参加的置换反应等。例如,锌和稀盐酸的反应:

$$Zn + 2HCl = ZnCl_2 + H_2 \uparrow$$

离子方程式：$Zn+2H^+ \!=\!\!=\!\!= Zn^{2+}+H_2 \uparrow$

书写离子方程式时,必须注意:① 无论是反应物还是生成物,其中的单质、气体、沉淀、水或其他弱电解质,都不能写成离子;② 除了要配平原子数,还应使反应前后各离子所带的电荷数相等;③ 离子方程式局限于电解质在溶液中的反应。

(三) 盐的水解

盐的水解及其酸碱性判断

按照中和反应生成盐的酸和碱类型不同,可将盐分为四种类型。

① 强酸强碱盐:由强酸和强碱所生成的盐即为强酸强碱盐,如 $NaCl$、Na_2SO_4、KNO_3 和 $CaCl_2$ 等,其水溶液显中性。

② 强酸弱碱盐:由强酸和弱碱所生成的盐即为强酸弱碱盐,如 NH_4Cl、$(NH_4)_2SO_4$ 和 $Cu(NO_3)_2$ 等,其水溶液显酸性。

③ 强碱弱酸盐:由强碱和弱酸所生成的盐即为强碱弱酸盐,如 Na_2CO_3、CH_3COONa、K_2CO_3 和 Na_2S 等,其水溶液显碱性。

④ 弱酸弱碱盐:由弱酸和弱碱所生成的盐即为弱酸弱碱盐,如 $(NH_4)_2CO_3$、CH_3COONH_4 等,水溶液的酸碱性依据生成的酸和碱的相对强弱来判断。

知识拓展

盐 碱 土

盐碱土是盐土和碱土的总称。盐土主要指含氯化物或硫酸盐较高的盐渍化土壤,土壤呈碱性,但 pH 不一定很高。碱土是指含碳酸盐或重碳酸盐的土壤,pH 较高,土壤呈碱性。盐碱土的有机质含量少,土壤肥力低,理化性状差,对作物有害的阴、阳离子多,作物不易促苗。根据国家相关组织不完全统计,我国的盐碱土面积为 9 913 万公顷,因此对于盐碱土的改良就显得尤为重要。

1. 洗盐

洗盐就是把水灌到盐碱土里,使土壤盐分溶解,通过下渗把表土层中的可溶性盐碱排到深层土中或淋洗出去,渗入排水沟加以排除。

2. 平整土地

平整土地可使水分均匀下渗,提高降雨淋盐和灌溉洗盐的效果,防止土壤斑状盐渍化。盐分在土壤中的分布情况为地表层多,下层少,经过耕翻,可把表层土壤中盐分翻扣到耕层下边,把下层含盐较少的土壤翻到表面。翻耕能疏松耕作层,切断土壤毛细管,减弱土壤水分蒸发,有效地控制土壤返盐。

3. 增施有机肥料,合理施用化肥

盐碱土一般有低温、土瘦、结构差的特点。有机肥经微生物分解、转化形成腐殖质,能提高土壤的缓冲能力,并可和碳酸钠作用形成腐殖酸钠,降低土壤碱性。腐殖酸钠还能刺激作物生长,增强抗盐能力。因此,增施有机肥料是改良盐碱土,提高土壤肥力的重要措施。

缓冲溶液

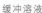

知识点/
考点

第四节　缓冲溶液

学习目标

1. 掌握缓冲溶液的概念及组成。
2. 熟悉缓冲溶液的缓冲作用原理。
3. 了解人体中重要的缓冲对及其作用。

情境导入

　　小王是一名在校中专生,最近这两天一直在拉肚子,最初也没当回事。自己买了些止泻药,但没想到,连吃两天的药一直没见好转,反而更难受了,于是在其同学的陪同下到当地医院就诊。医生对其做了化验检查之后告诉小王,这不是普通的腹泻,而是一种平常很少听到的病状,叫作酸碱平衡紊乱。拉肚子怎么会变成了酸碱平衡紊乱呢? 小王百思不得其解。回到宿舍后,小王满脑子想着这个问题,打不起精神,好在医生告诉小王,这不是非常严重的问题,就是由于长时间腹泻和呕吐,导致酸碱失衡,平时多喝水,多注意休息,尤其避免摄入刺激性食物,按时服药就能康复了。

（一）缓冲作用和缓冲溶液

　　取 4 支试管依次编号。在前两支试管各加入蒸馏水 4 mL,后两支试管各加入醋酸和醋酸钠混合溶液 4 mL(2 mL 0.5 mol/L CH_3COOH 溶液和 2 mL 0.5 mol/L CH_3COONa 溶液),分别用 pH 试纸测定其 pH。然后在第一、三试管中各加入 1 滴稀盐酸,在第二、四试管中各加入 1 滴 3% 氢氧化钠溶液,再用 pH 试纸分别测定其 pH。

缓冲溶液
配置及
对比实验

　　实验结果表明,在纯水中加入盐酸,pH 会明显降低。在纯水中加入氢氧化钠,pH 会明显升高。而在醋酸和醋酸钠混合溶液中加入少量酸或少量碱,pH 几乎不变。说明纯水没有抗酸抗碱能力,而醋酸和醋酸钠混合溶液有抗酸抗碱能力。把这种能抵抗外来的少量酸或少量碱而保持溶液的 pH 几乎不变的作用称为缓冲作用。具有缓冲作用的溶液称为缓冲溶液。

（二）缓冲溶液的组成

　　缓冲溶液具有缓冲作用,是因为溶液中含有抗酸成分和抗碱成分,而且两种成分之间存在化学平衡。通常把具有缓冲作用的两种物质称为缓冲对或缓冲系。根据缓冲溶液的组成不同,可把缓冲溶液分为三种类型(表 5-2)。

表 5-2　缓冲溶液的类型

缓冲对类型	实例	抗碱成分	抗酸成分
弱酸及其对应的盐	H_2CO_3-$NaHCO_3$	H_2CO_3	$NaHCO_3$
	CH_3COOH-CH_3COONa	CH_3COOH	CH_3COONa

续表

缓冲对类型	实例	抗碱成分	抗酸成分
弱碱及其对应的盐	$NH_3 \cdot H_2O - NH_4Cl$	NH_4Cl	$NH_3 \cdot H_2O$
多元弱酸的酸式盐及其对应的次级盐	$NaHCO_3 - Na_2CO_3$	$NaHCO_3$	Na_2CO_3

（三）缓冲作用原理

缓冲溶液为什么能够对抗外来的少量酸或少量碱,而保持溶液的 pH 几乎不变呢？现以醋酸和醋酸钠组成的缓冲溶液为例说明缓冲作用原理。

在醋酸和醋酸钠缓冲溶液中,醋酸是弱酸,仅有小部分解离成 H^+ 和 CH_3COO^-,绝大部分仍以醋酸分子存在,而醋酸钠是强电解质,在溶液中全部解离成 Na^+ 和 CH_3COO^-。解离方程式如下：

$$CH_3COOH \rightleftharpoons H^+ + CH_3COO^-$$

$$CH_3COONa \rightleftharpoons Na^+ + CH_3COO^-$$

从解离方程式可以看到,溶液中存在着大量的醋酸分子和醋酸根离子,其中弱酸是抗碱成分,弱酸根离子是抗酸成分。

当向此溶液加少量酸时,CH_3COO^- 和外来 H^+ 结合生成 CH_3COOH,使醋酸的解离平衡向左移动,建立新的平衡时,溶液里 $[CH_3COOH]$ 略有增大,$[CH_3COO^-]$ 略有减小,而 $[H^+]$ 几乎没有增大,故溶液的 pH 几乎不变。抗酸的离子方程式：

$$CH_3COO^- + H^+（外加） \rightleftharpoons CH_3COOH$$

溶液中 CH_3COO^- 起了对抗 $[H^+]$ 增大的作用,所以 CH_3COO^-（主要来自 CH_3COONa）是抗酸成分。

反之,当向此溶液加少量的碱时,溶液中的 CH_3COOH 解离出的 H^+ 和外加 OH^- 结合成水,使醋酸的解离平衡向右移动。由于溶液中的 CH_3COOH 浓度较大,能补充因中和外加 OH^- 而消耗的 H^+。建立新的平衡时,溶液里 $[CH_3COOH]$ 略有减小,而 $[CH_3COO^-]$ 略有增加,但 $[H^+]$ 几乎没有减小,故溶液的 pH 几乎不变。抗碱的离子方程式：

$$CH_3COOH + OH^-（外加） \rightleftharpoons CH_3COO^- + H_2O$$

溶液中 CH_3COOH 起了对抗 $[OH^-]$ 增大的作用,所以 CH_3COOH 是抗碱成分。

可见醋酸和醋酸钠混合溶液具有抗酸和抗碱能力,即具有缓冲作用。

其余两类缓冲溶液的作用原理,也与上述作用原理基本相同。但是必须指出,当外来酸或碱的量过多时,缓冲溶液的抗酸成分或抗碱成分将被耗尽,缓冲溶液就会失去缓冲作用,溶液的 pH 将会变化很大。所以缓冲溶液的缓冲作用是有限度的。

（四）缓冲溶液在医学上的意义

缓冲溶液在医学上有着十分重要的意义。例如,微生物的培养,组织切片和细菌的染色、酶活性的测定,都需要在一定 pH 的缓冲溶液中进行;测量体液的 pH 时,需用一定 pH 的缓冲溶液作比较;在进行中草药有效成分的提取分离时,需要在一定 pH 的缓冲溶液中才能进行。

缓冲溶液在人体内也很重要。人体血液和其他体液中的化学反应必须在一定 pH 条件下进行,所以要依靠存在于体液中的各种缓冲对来使体液的 pH 保持恒定。血液的 pH 之所以能保持在 7.35～7.45 之间,重要原因之一就是血液中存在一系列的缓冲对。血液中的缓冲对主要有

血浆:H_2CO_3/$NaHCO_3$、H-蛋白质/Na-蛋白质、NaH_2PO_4/Na_2HPO_4

红细胞:H_2CO_3/$KHCO_3$、H-血红蛋白(HHb)/K-血红蛋白(KHb)、KH_2PO_4/K_2HPO_4、H-氧合血红蛋白($HHbO_2$)/K-氧合血红蛋白($KHbO_2$)

在这些缓冲对中,碳酸和碳酸氢盐缓冲对在血液中浓度最高,缓冲能力最大,对维持血液的正常 pH 起着决定性作用。例如,在细胞内物质分解代谢过程中,产生一些非挥发性的酸,如硫酸、磷酸和乳酸等,当它们进入血浆时,主要由 $NaHCO_3$ 解离产生的 HCO_3^- 和 H^+ 结合成 H_2CO_3,过量的 H_2CO_3 将随血液流经肺部时分解为 H_2O 和 CO_2,CO_2 通过呼吸排出体外,由此可保持自身的 pH 基本不变。

当人体代谢产生的碱性物质及从食物、药物中摄入的碱性物质进入血浆时,OH^- 与缓冲溶液中的 H_2CO_3 或 $H_2PO_4^-$ 解离出的 H^+ 结合成 H_2O,同时产生的过量 HCO_3^- 或 HPO_4^{2-} 将随血液流经肾时进行生理调节,随着尿液排出体外,因此血液的 pH 仍维持恒定。

如果人的机体发生某些疾病,代谢过程发生障碍,体内积蓄的酸或碱过多,超出了体液的缓冲能力时,血液的 pH 就会发生变化,出现酸中毒或碱中毒,严重时甚至会危及生命。临床上常用乳酸钠或碳酸氢钠纠正酸中毒,用氯化铵来纠正碱中毒。

知识拓展

人体酸碱平衡

正常状态下,人体有一套调节酸碱平衡的机制。患病过程中,尽管有酸碱物质的增减变化,一般不易发生酸碱平衡紊乱。只有在严重情况下,人体内产生或丢失的酸碱过多超过人体调节能力,或人体对酸碱调节机制出现障碍时,进而导致的酸碱平衡失调称为酸碱平衡紊乱。

根据血液 pH 的高低,pH<7.35 为酸中毒,pH>7.45 为碱中毒。HCO_3^- 浓度主要受代谢因素影响的,称代谢性酸中毒或碱中毒:肾功能不全、严重腹泻可造成 $NaHCO_3$ 大量流失,引起代谢性酸中毒;呕吐、洗胃造成大量胃液丢失引起代谢性碱中毒。H_2CO_3 浓度主要受呼吸性因素的影响而原发性增高或者降低的,称呼吸性酸中毒或者碱中毒:呼吸衰弱可造成 CO_2 严重潴留,引起呼吸性酸中毒;肺部过度换气、呼出 CO_2 过多,引起呼吸性碱中毒。在单纯性酸中毒或者碱中毒时,由于人体的调节,虽然体内的 HCO_3^-/H_2CO_3 值已经发生变化,但 pH 仍在正常范围之内,称为代偿性酸中毒或碱中毒。如果 pH 异常,则称为失代偿性酸中毒或碱中毒。

总结归纳

表 5-3、表 5-4、表 5-5 和表 5-6 分别总结了强电解质与弱电解质、水的离子积和溶液的 pH、盐的水解及缓冲溶液。

表 5-3　强电解质与弱电解质

区别	强电解质	弱电解质
概念	在水溶液里能全部解离成阴、阳离子的电解质	在水溶液中只能部分解离成阴、阳离子的电解质
物质类别	强酸、强碱、大多数盐类	弱酸、弱碱、水、少数盐类
解离程度	几乎完全解离,解离不可逆,无解离平衡,解离方程式用"＝＝"	只有少部分解离,解离可逆,存在解离平衡,解离方程式用"⇌"
溶液中的粒子	只有解离出的阴、阳离子,不存在强电解质分子	既有解离出少量的阴、阳离子,又有大量的弱电解质分子

表 5-4　水的离子积和溶液的 pH

水的离子积 K_w	$K_w = [H^+] \times [OH^-]$ $= 1 \times 10^{-14}$	常温下溶液的酸碱性与 $[H^+]$ 和 $[OH^-]$ 的关系	$[H^+] = [OH^-]$ 中性溶液
			$[H^+] > [OH^-]$ 酸性溶液
			$[H^+] < [OH^-]$ 碱性溶液
溶液的 pH	$pH = -\lg[H^+]$	常温下溶液酸碱性与 pH 之间的关系	pH = 7 中性溶液
			pH < 7 酸性溶液
			pH > 7 碱性溶液

表 5-5　盐　的　水　解

盐的类型	代表物	能否水解	盐溶液的 pH	盐溶液酸碱性
强碱弱酸盐	CH_3COONa	能	>7	碱性
强酸弱碱盐	NH_4Cl	能	<7	酸性
弱酸弱碱盐	$(NH_4)_2CO_3$	强烈水解	依据酸碱相对强弱	依据酸碱相对强弱
强酸强碱盐	$NaCl$	不能	=7	中性

表 5-6　缓　冲　溶　液

概念	能抵抗外来的少量酸、碱而保持溶液的 pH 几乎不变的作用称为缓冲作用 具有缓冲作用的溶液称为缓冲溶液				
类型	弱酸及其对应的弱酸盐		弱碱及其对应的弱碱盐		多元弱酸的酸式盐及其对应的次级盐
举例	CH_3COOH	CH_3COONa	$NH_3 \cdot H_2O$	NH_4Cl	$NaHCO_3$	Na_2CO_3
	抗碱成分	抗酸成分	抗酸成分	抗碱成分	抗碱成分	抗酸成分

目标检测

一、单项选择题

1. 下列化合物中,属于弱电解质的是(　　　)。

A. $AgNO_3$　　　　　　B. HCl　　　　　　C. NaOH　　　　　　D. $NH_3 \cdot H_2O$

2. 下列化合物中,属于非电解质的是(　　)。

A. 淀粉　　　　　　B. 氯化钠　　　　　　C. 硫酸　　　　　　D. 氢氧化铝

3. 与电解质解离度大小无关的因素是(　　)。

A. 电解质种类　　　　B. 溶液温度　　　　C. 电解质的溶解度　　D. 溶液浓度

4. 能使醋酸解离度减小的物质是(　　)。

A. NaOH　　　　　B. CH_3COONa　　　C. NaCl　　　　　D. CH_3COOH

5. 25 ℃时,在任何酸碱溶液中,$[H^+][OH^-]$的值是(　　)。

A. 10^{-14}　　　　B. $>10^{-14}$　　　　C. $<10^{-14}$　　　　D. 无法判定

6. 在氨溶液中,加入CH_3COONH_4晶体时,则溶液 pH(　　)。

A. 增大　　　　　　B. 减小　　　　　　C. 不变　　　　　　D. 一定小于7

7. $[H^+]=10^{-3}$ mol/L 的溶液的 pH 为(　　)。

A. 0.03　　　　　B. 0.3　　　　　C. 3　　　　　D. 30

8. 某一溶液的 pH=10,则其溶液中 H^+ 为(　　)。

A. 4×10^{-4} mol/L　B. 1×10^{-4} mol/L　C. 1×10^{-10} mol/L　D. 4×10^{-10} mol/L

9. 25 ℃时,某一溶液的 $[OH^-]=1\times10^{-6}$ mol/L,则该溶液的 pH 为(　　)。

A. 6　　　　　B. 7　　　　　C. 8　　　　　D. 9

10. 某一溶液遇酚酞试液显红色,则该溶液为(　　)。

A. 酸性　　　　　　B. 中性　　　　　　C. 碱性　　　　　　D. 无法判定

11. $BaCl_2$ 和 Na_2SO_4 溶液反应的离子方程式书写正确的是(　　)。

A. $BaCl_2+SO_4^{2-}\!\!=\!\!=\!\!=BaSO_4\downarrow+2Cl^-$　　　B. $Ba^{2+}+SO_4^{2-}=BaSO_4\downarrow$

C. $Ba^{2+}+Na_2SO_4\!\!=\!\!=\!\!=BaSO_4\downarrow+2Na^+$　　D. $BaCl_2+Na_2SO_4\!\!=\!\!=\!\!=BaSO_4\downarrow+2NaCl$

12. 0.1 mol/L HCl 溶液中 $[H^+]$ 与 0.01 mol/L NaOH 溶液中的 $[H^+]$ 的比是(　　)。

A. 10　　　　　B. 100　　　　　C. 10^{11}　　　　　D. 10^{12}

13. 下列物质水溶液显酸性的是(　　)。

A. Na_2CO_3　　　　B. NaCl　　　　C. NH_4Cl　　　　D. CH_3COONH_4

14. 滴加酚酞后溶液显红色的是(　　)。

A. Na_2CO_3　　　　B. NaCl　　　　C. $NaNO_3$　　　　D. Na_2SO_4

15. 水解反应一般都为吸热反应,升高温度对水解反应的影响是(　　)。

A. 促进水解　　　　B. 抑制水解　　　　C. 没有影响　　　　D. 无法判定

16. 在 NH_4Cl 溶液中,各种离子浓度的大小顺序是(　　)。

A. $[H^+]>[Cl^-]>[NH_4^+]>[OH^-]$　　　　B. $[NH_4^+]>[Cl^-]>[H^+]>[OH^-]$

C. $[Cl^-]>[NH_4^+]>[OH^-]>[H^+]$　　　　D. $[Cl^-]>[NH_4^+]>[H^+]>[OH^-]$

17. 下列各组物质中,可作为缓冲对的是(　　)。

A. CH_3COONa-CH_3COOH　　　　B. NaOH-$NH_3\cdot H_2O$

C. CH_3COOH-NaOH　　　　D. $NH_3\cdot H_2O$-HCl

18. CH_3COONa、NH_4Cl、$NaHCO_3$、Na_2CO_3、CH_3COOH、H_2CO_3、$NH_3\cdot H_2O$ 和 KCl 这些物质中,可组成缓冲对的数目是(　　)。

A. 3　　　　　B. 4　　　　　C. 5　　　　　D. 6

19. 在 $NaHCO_3-H_2CO_3$ 缓冲溶液中,抗酸成分是(　　　)。

A. H_2CO_3　　　　　　B. HCO_3^-　　　　　　C. CO_3^{2-}　　　　　　D. $NaHCO_3$

20. 下列哪对不是人体血浆内存在的缓冲对?(　　　)

A. $NaHCO_3-H_2CO_3$　　　　　　　　　　B. $NaHCO_3-Na_2CO_3$

C. $NaH_2PO_4-Na_2HPO_4$　　　　　　　　D. 血浆蛋白-血浆蛋白盐

二、填空题

1. 产生同离子效应的条件是_____,结果是_____。

2. 离子反应发生的条件有_____、_____、_____。

3. 盐类的水解是指在水溶液中解离出的_____跟水解离出的_____或_____结合成生成_____的过程。

4. 影响盐类水解的主要因素有_____、_____、_____。

5. 能抵抗外来_____而保持溶液_____几乎不变的溶液称缓冲溶液。

6. 人体血浆内最强的缓冲对是_____,其中抗酸成分是_____,抗碱成分是_____。

三、简答题

1. 写出下列物质反应的离子方程式:

(1) $AgNO_3$ 与 KBr　　　　　　(2) NaOH 与 HCl

(3) FeS 与 HCl　　　　　　　　(4) $Mg(OH)_2$ 与 H_2SO_4

2. 判断下列盐水解后溶液的酸碱性并写出水解离子方程式:

(1) CH_3COOK　　　　(2) Na_2CO_3　　　　(3) NH_4NO_3

3. 草木灰(主要成分 K_2CO_3)不能和铵态氮肥混合使用,为什么?

四、计算题

计算下列溶液的 pH:

(1) 0.1 mol/L HCl 溶液　　　　(2) 40 g NaOH 溶于水配成 1 000 mL 溶液

练习与拓展　　　学习小结　　　参考答案

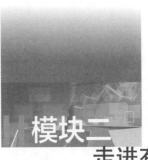

模块二
走进有机物的世界

第六单元　烃

第一节　开　链　烃

开链烃

知识点/
考点

学习目标

1. 掌握烷烃的命名,同系列和同分异构现象。
2. 熟悉烷烃结构特点、分类,甲烷的化学性质。
3. 了解医药上常用的烷烃。

在长期的劳动生产和科学实践过程中,人们对物质的组成、结构和性质有了深入的认识,把自然界的物质分成无机物和有机物两大类。有机物与无机物相比在性质上确有明显差异,如对热不稳定、加热后易分解。当时人们认为只有在生物的细胞中受"生命力"的作用下才能产生有机物,有机物都直接或间接来自动、植物体。因此,那时人们将从动、植物体内得到的物质称为有机物。

1828 年,德国化学家维勒通过无机物氰酸铵合成有机物尿素,突破了有机物和无机物之间的绝对界限,动摇了"生命力"学说的基础,开辟了人工合成有机物的新时期。后来的大量研究证明,有机物都含有碳元素,绝大多数还含有氢元素,有的还含有氧、硫、氮、卤素和磷等元素。所以人们把有机物定义为碳氢化合物及其衍生物。但是,含碳的化合物不一定都是有机物,如一氧化碳、二氧化碳、碳酸盐及金属氰化物等,由于它们的性质与无机物相似,因此习惯上把它们放在无机化学中讨论。

研究有机物的组成、结构、性质、合成及其应用的科学称为有机化学,有机化学是化学学科的一个重要分支,其研究对象就是有机物。

有机化学和医学的关系密切,人体内物质代谢的化学反应多数是有机化学反应,很多药物都是有机物,它们的合成、鉴定、提取和分离等都要以有机化学为基础。

情境导入

天然气汽车是以天然气为燃料的一种气体燃料汽车(图6-1)。天然气的甲烷含量一般在90%以上,是一种很好的汽车发动机燃料。天然气被世界公认为车用汽油、柴油的代用燃料。目前,天然气汽车已在世界各地和我国各省市得到了推广应用。天然气汽车作为清洁燃料汽车,与传统汽油、柴油汽车相比,其排放的一氧化碳、碳氢化合物、氮氧化合物量大大降低,同时尾气中不含硫化物和铅,已成为大气防治的重要手段。另外天然气汽车可显著降低汽车运营成本,节省燃料费用,节省维修费用,延长发动机使用寿命。

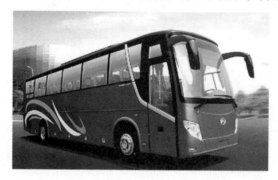

图6-1　天然气汽车

仅由碳和氢两种元素组成的有机物,称为碳氢化合物,简称烃。根据结构和性质的不同,烃可分为下列几类:

$$
烃\begin{cases}
开链烃(脂肪烃)\begin{cases}
饱和链烃(烷烃)\\
不饱和链烃\begin{cases}烯烃\\炔烃\end{cases}
\end{cases}\\
闭链烃(环烃)\begin{cases}脂环烃\\芳香烃\end{cases}
\end{cases}
$$

(一) 甲烷

烷烃是指分子中碳原子之间以单键相连,其余价键全部与氢原子结合的链烃,又称饱和链烃。甲烷(CH_4)是最简单的烷烃,大量存在于自然界中,是天然气和沼气的主要成分。

1. 甲烷的结构

甲烷分子的空间结构为空间正四面体,碳原子位于正四面体的中心,四个氢原子分别位于正四面体的四个顶点,四个碳氢键之间的夹角都是109°28′。甲烷的分子结构模型如图6-2所示。

2. 甲烷的物理性质

甲烷(CH_4)是无色、无臭的气体,比空气轻,难溶于水。

3. 甲烷的化学性质

(1) 稳定性　甲烷的化学性质比较稳定,通常状况下,不与强氧化剂、强酸和强碱作用。例如,将甲烷气体通入酸性高锰酸钾溶液,可以观察到高锰酸钾溶液不褪色,说明甲烷不与强氧化剂反应。但是在特定条件下,甲烷也能发生某些反应。

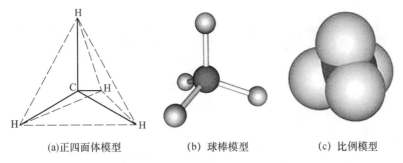

(a)正四面体模型　　　　(b) 球棒模型　　　　(c) 比例模型

图 6-2　甲烷分子的结构模型

（2）氧化反应　甲烷在空气中完全燃烧生成 CO_2 和 H_2O，同时放出大量的热。

$$CH_4+2O_2 \xrightarrow{\text{点燃}} CO_2+2H_2O+Q$$

空气中的甲烷含量（体积分数）为 5% ~ 15.4% 时，遇明火立即发生爆炸，所以煤矿矿井（图 6-3）必须采取通风、严禁烟火等安全措施，以防止瓦斯爆炸事故的发生。家用天然气或液化气时，也应注意安全，严防燃气泄漏。

（3）取代反应　甲烷与氯气在光照条件下发生取代反应，生成一系列的氯代物。

$$CH_4+Cl_2 \xrightarrow{\text{光}} CH_3Cl+HCl$$
一氯甲烷

$$CH_3Cl+Cl_2 \xrightarrow{\text{光}} CH_2Cl_2+HCl$$
二氯甲烷

$$CH_2Cl_2+Cl_2 \xrightarrow{\text{光}} CHCl_3+HCl$$
三氯甲烷（氯仿）

$$CHCl_3+Cl_2 \xrightarrow{\text{光}} CCl_4+HCl$$
四氯甲烷（四氯化碳）

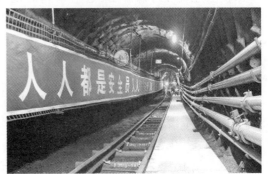

甲烷取代反应

图 6-3　煤矿矿井

在这几步反应中，甲烷分子的氢原子逐步被氯原子所替代。有机化合物分子中的某些原子或原子团，被其他的原子或原子团所替代的反应，称为取代反应。有机化合物分子中的氢原子被卤素原子取代的反应称为卤化反应。

（二）烷烃的结构

1. 同系列

与甲烷结构相似的有机物还有乙烷（C_2H_6）、丙烷（C_3H_8）、丁烷（C_4H_{10}），其结构式、结构简式、分子式见表 6-1。

表 6-1　甲烷、乙烷、丙烷和丁烷的结构式、结构简式和分子式

名称	结构式	结构简式	分子式
甲烷	H—C—H（上下各一H）	CH_4	CH_4

续表

名称	结构式	结构简式	分子式
乙烷	H—C—C—H（上下各两个H）	$CH_3—CH_3$	C_2H_6
丙烷	H—C—C—C—H（上下各三个H）	$CH_3—CH_2—CH_3$	C_3H_8
丁烷	H—C—C—C—C—H（上下各四个H）	$CH_3—CH_2—CH_2—CH_3$	C_4H_{10}

比较上述烷烃可以看出：这一系列的烷烃在分子组成上相差一个或几个 CH_2 原子团。在有机化学中，将结构相似、在分子组成上相差一个或多个 CH_2 原子团的一系列化合物，称为同系列。同系列中的化合物互称同系物。烷烃分子随着碳原子数的增加，氢原子数也随之增多。如果碳原子的数目是 n，则氢原子的数目是 $2n+2$，所以烷烃的通式为 C_nH_{2n+2}。

同系物的化学性质相近，物理性质随碳原子数的增加呈现规律性变化。因此，只要深入研究一个或几个代表性同系物，就可以推测出其他同系物的基本性质。

2. 同分异构现象

分子式为 C_4H_{10} 的丁烷有两种不同的连接方式（图6-4），从而构成两种不同的物质。这种分子组成相同，而结构不同的化合物，互称同分异构体，这种现象称为同分异构现象。

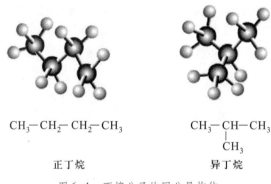

$CH_3—CH_2—CH_2—CH_3$	$CH_3—CH—CH_3$ 下接 CH_3
正丁烷	异丁烷

图6-4　丁烷分子的同分异构体

随着烷烃分子中碳骨原子数目的增多，同分异构体的数目迅速增加。例如，C_5H_{12} 有3种同分异构体，C_6H_{14} 有5种同分异构体，C_7H_{16} 有9种同分异构体。

3. 碳原子的类型

在只含碳碳单键的碳骨架中，一般常按碳原子上直接相连的其他碳原子的数目不同，将碳原子分为四类。分别称为伯碳原子或称一级(1°)碳原子、仲碳原子或称二级(2°)碳原子、叔碳原子或称三级(3°)碳原子、季碳原子或称四级(4°)碳原子。例如：

$$
\begin{array}{c}
\overset{1°}{CH_3} \\
| \\
\overset{1°}{CH_3}-\overset{3°}{CH}-\overset{4°}{C}-\overset{2°}{CH_2}-\overset{1°}{CH_3} \\
| \quad | \\
\underset{1°}{CH_3} \ \underset{1°}{CH_3}
\end{array}
$$

伯(1°)碳原子：与一个碳原子直接相连的碳原子；仲(2°)碳原子：与两个碳原子直接相连的碳原子；叔(3°)碳原子：与三个碳原子直接相连的碳原子；季(4°)碳原子：与四个碳原子直接相连的碳原子。

另外，与伯、仲、叔碳原子相连的氢原子也常称为伯、仲、叔氢原子。

（三）烷烃的命名

1. 普通命名法

普通命名法只适用于结构较简单的烷烃，其基本命名原则：按分子中碳原子的总数称为某烷。含有 1~10 个碳原子的烷烃分别用天干(甲、乙、丙、丁、戊、己、庚、辛、壬、癸)顺序表示碳原子的总数，10 个以上碳原子的烷烃则用十一、十二等中文数字表示。例如，CH_4 甲烷，C_2H_6 乙烷，$C_{11}H_{24}$ 十一烷等。

2. 系统命名法

对结构比较复杂的有机化合物的命名可采用系统命名法。系统命名法可用于各种有机化合物的命名。

（1）烷基　烷烃(RH)分子中去掉一个氢原子后剩下的基团称为烷基，一般用 R— 表示，它的通式为 $C_nH_{2n+1}-$。

烷基的命名根据烷烃而定，命名时把它相对应名称中的"烷"字改为"基"字。常见烷基的结构及名称如下：

$$
CH_3- \qquad CH_3CH_2- \qquad CH_3CH_2CH_2- \qquad
\begin{array}{c}
H \\
| \\
H_3C-C- \\
| \\
CH_3
\end{array}
$$

甲基　　　　乙基　　　　　正丙基　　　　异丙基

（2）系统命名法　对于带有支链的烷烃，系统命名法是将带有支链的烷烃看作是直链烷烃的烷基取代衍生物，支链也称为取代基。

烷烃系统命名法的基本步骤如下。

① 选主链。选择含碳原子数最多(即最长)的碳链作为主链(当作母体)，按主链碳原子数称为"某烷"。主链外的碳链当作支链(取代基)。

② 编号。从靠近支链一端开始，用阿拉伯数字给主链上的碳原子依次编号确定取代基的位置。

③ 定名称。将取代基的位次、数目及名称写在"某烷"之前。若主链上连有相同的取代基时，则合并取代基，用二、三等中文数字表示取代基的数目，之前用阿拉伯数字表明各个取代基的位次，位次之间用"，"隔开，最后一个阿拉伯数字与汉字之间用半字线"-"隔开；若主链上连有不同的几个取代基时，则按由小到大的顺序依次写明。

例如：

$$\overset{1}{C}H_3-\overset{2}{C}H-\overset{3}{C}H_2-\overset{4}{C}H_3$$
$$|$$
$$CH_3$$

2-甲基丁烷

$$CH_3-\overset{3}{C}H-\overset{4}{C}H_2-\overset{5}{C}H_2-\overset{6}{C}H_3$$
$$|$$
$$\overset{2}{C}H_2-\overset{1}{C}H_3$$

3-甲基己烷

$$CH_3$$
$$|$$
$$\overset{1}{C}H_3-\overset{2}{C}-\overset{3}{C}H_2-\overset{4}{C}H-\overset{5}{C}H_3$$
$$|\qquad\qquad|$$
$$CH_3\qquad\quad CH_3$$

2,2,4-三甲基戊烷

$$CH_2-CH_3$$
$$|$$
$$\overset{1}{C}H_3-\overset{2}{C}H-\overset{3}{C}H-\overset{4}{C}H-CH_3$$
$$|\qquad\qquad\quad|$$
$$CH_3\qquad\quad \overset{5}{C}H_2$$
$$|$$
$$\overset{6}{C}H_3$$

2,4-二甲基-3-乙基己烷

（四）烷烃的性质

常温常压下，含有 1～4 个碳原子的直链烷烃为气体，含 5～16 个碳原子的烷烃为液体，含 17 个碳原子及以上的烷烃为固体。烷烃难溶于水，易溶于乙醇、乙醚等有机溶剂，相对密度小于 1。它们的熔点和沸点随碳原子数目的增多而升高。烷烃的化学性质与甲烷相似。

 知识拓展

几种医药上常用的烷烃

（1）液状石蜡　液状石蜡主要成分是 C_{18}～C_{24} 液体烷烃的混合物，是透明的无色液体，不溶于水和醇，能溶于醚和氯仿（图 6-5）。液状石蜡性质稳定。精制的液状石蜡在医药上常用作肠道润滑的缓泻剂，也用作配制滴鼻剂或喷雾剂的基质。

（2）凡士林　凡士林是液状石蜡和固体石蜡的混合物，呈软膏状的半固体，不溶于水，溶于乙醚和石油醚（图 6-6）。因为它不被皮肤吸收，并且化学性质稳定，不与软膏中的药物起变化，因此，常用作软膏的基质。凡士林一般呈黄色，经漂白或用骨炭脱色，可得白色凡士林。

（3）石蜡　石蜡是 C_{25}～C_{34} 固体烃的混合物，为白色蜡状固体，在医药上用于蜡疗、药丸包衣、封瓶、理疗和调节软膏的硬度等，在工业上是制造蜡烛的原料（图 6-7）。

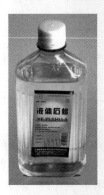
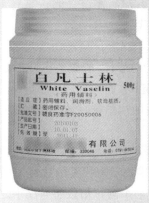
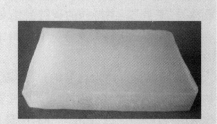

图 6-5　液状石蜡　　　图 6-6　凡士林　　　图 6-7　石蜡

不饱和链烃

知识点/考点

第二节 不饱和链烃

学习目标

1. 掌握烯烃和炔烃的通式和系统命名法。
2. 熟悉烯烃和炔烃的化学性质及主要化学反应方程式。
3. 了解烯烃和炔烃在生产生活上的运用。

情境导入

水果"果熟蒂落"的过程中乙烯发挥着重要作用。当乙烯到来时,"蒂"中的细胞就活跃起来。尤其是果胶酶,分解了果胶之后,果实和母体的联系就变得格外脆弱,稍有风吹草动它们就离开了母体的怀抱。所以,如果牛顿真的是被苹果砸出了万有引力的灵感,那么实在是应该感谢那一刻附于苹果身上的乙烯。

水果一旦成熟,即使被摘下,内部的生化反应还是难以遏止,而且,这个过程发生起来非常迅猛。例如,香蕉(图6-8),只要几天就够了。既然知道了一切过程尽在乙烯的掌控,那么就可以"擒贼擒王",控制住乙烯就好办了。例如,香蕉,在很生的时候收割下来,放置在乙烯产生最慢的温度下,就可以放置很长的时间而不烂掉。如果包装的箱子或者箱内有能够吸附乙烯的材料,就更有助于把乙烯的浓度控制得更低,大大延长保存时间。到了需要的时候,把昏睡的香蕉们用乙烯"唤醒",就可以在几天之内变熟。

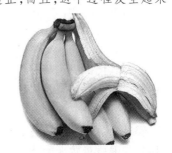

图6-8 香蕉

分子中所含的氢原子比相同碳原子数的烷烃较少的链烃,称为不饱和链烃。分子中含有双键或三键的不饱和链烃分别称为烯烃或炔烃。

(一)乙烯

1. 乙烯的结构

乙烯是最简单的烯烃,分子式为 C_2H_4,其结构式为

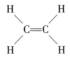

乙烯的结构简式为 $CH_2{=\!=}CH_2$,分子模型见图6-9。

从乙烯的分子结构来看,乙烯分子中含有一个碳碳双键,碳碳双键并不等于两个单键的加和,其中一个是 σ 键,另一个是 π 键,而 π 键的特点是不牢固、易断裂。所以烯烃性质较活泼,容易发生化学反应。

图6-9 乙烯分子的分子模型

2. 乙烯的物理性质

乙烯是无色、无臭的气体,稍有甜味,密度为1.25 g/L,比空气略轻,难溶于水,易溶于四氯化碳等有机溶剂。

3. 乙烯的化学性质

烯烃的双键中有 π 键,π 键不稳定容易断裂,所以它们的化学性质都比较活泼,易发生加成、氧化和聚合等反应。

(1)加成反应 有机化合物分子双键或三键中的 π 键断裂,加入其他原子或原子团的反应,称为加成反应。

乙烯加成反应

① 加氢。在催化剂(Pt、Pd 和 Ni 等)存在下,乙烯与氢气发生加成反应,生成相应的烷烃。例如:

$$CH_2{=\!=}CH_2+H_2 \xrightarrow{Ni} CH_3{-\!-}CH_3$$

② 加卤素。将乙烯通入溴水或溴的四氯化碳溶液中,溴的红棕色即刻消失,常用此方法鉴定不饱和烃。

$$CH_2{=\!=}CH_2+Br_2 \longrightarrow CH_2Br{-\!-}CH_2Br$$
$$1,2\text{-二溴乙烷(无色)}$$

③ 与卤化氢加成。乙烯与卤化氢(HI,HBr 和 HCl)发生加成反应,生成相应的一卤代烷。例如:

$$CH_2{=\!=}CH_2+HBr \longrightarrow CH_3{-\!-}CH_2Br$$
$$\text{溴乙烷}$$

(2)氧化反应 与甲烷相似,乙烯也能在空气中燃烧,得到 CO_2 和 H_2O。乙烯能被酸性高锰酸钾溶液氧化,双键氧化断开,与此同时,高锰酸钾溶液的紫红色立即褪去,这是鉴定不饱和烃的另一种方法。

(3)聚合反应 在一定条件下,不饱和链烃分子中的 π 键断裂,发生自身加成反应,生成相对分子质量较大的化合物。例如:

$$nCH_2{=\!=}CH_2 \xrightarrow[200\sim300\ ℃,高压]{O_2(0.05\%)} {\left.{\!\!-\!\!}\ CH_2{-\!-}CH_2\ {\!\!-\!\!}\right\}}_n$$
$$\text{聚乙烯}$$

这种由低分子化合物结合生成高分子化合物的反应称为聚合反应,其中的低分子化合物称为单体,高分子化合物称为聚合物。

实践活动

取 2 支试管,在其中 1 支试管中加入 2~3 mL 饱和溴水;在另 1 支试管中加入 2~3 mL 稀 H_2SO_4 溶液和 2 滴 $KMnO_4$ 溶液,通入乙烯,观察溶液颜色的变化。

观察与讨论:乙烯是否能够使红棕色的溴水及紫红色的酸性 $KMnO_4$ 溶液褪色,其原理分别是什么?

(二)烯烃

1. 烯烃的结构

分子中含有碳碳双键的不饱和链烃称为烯烃。碳碳双键($\diagup$C$=$C$\diagdown$)是烯烃的官能团。

官能团是有机物中能体现一类化合物特性的原子或原子团。具有相同官能团的化合物具有相似的特性。

烯烃像烷烃一样，也有乙烯、丙烯和丁烯等一系列化合物，这一系列化合物结构相似，在分子组成上也是相差一个或几个 CH_2 原子团。由于烯烃分子中含有一个碳碳双键，比相应的烷烃少两个氢原子，所以烯烃的通式是 $C_nH_{2n}(n \geqslant 2)$。

烯烃的同分异构体现象较烷烃复杂。这是因为烯烃除了碳链异构外还有官能团位置异构。例如，C_4H_8 丁烯有 3 种同分异构体。

$$CH_2{=}CH{-}CH_2{-}CH_3 \qquad CH_3{-}CH{=}CH{-}CH_3 \qquad \underset{\underset{CH_3}{|}}{CH_2{=}C}{-}CH_3$$

2. 烯烃的命名

烯烃的系统命名法与烷烃相似，其命名原则：

① 选主链。选择含有双键的最长碳链为主链，根据主链碳原子的数目命名为"某烯"。

② 编号。从靠近双键的一端给主链碳原子编号，并用最小的定位数字将双键的位次写在烯烃名称前面，并用半字线隔开。如果双键在主链的中央，则编号从靠近取代基的一端开始。

③ 定名称。把支链作为取代基，将其位置、数目和名称按次序写在"某烯"之前。例如：

$$\underset{\underset{CH_3}{|}}{CH_2{=}CHCHCH_3} \qquad \underset{\underset{CH_3}{|}\quad\underset{CH_3}{|}}{CH_3CH_2C{=}CHCHCH_3}$$

3-甲基-1-丁烯　　　2,4-二甲基-3-己烯

（三）乙炔

1. 乙炔的结构

最简单的炔烃是乙炔（分子式为 C_2H_2），其结构式为 $H{-}C{\equiv}C{-}H$，结构简式为 $CH{\equiv}CH$，分子模型见图 6-10。

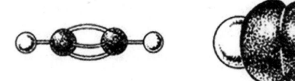

图 6-10　乙炔分子模型示意图

乙炔分子中含有一个碳碳三键，碳碳三键是由一个 σ 键和两个 π 键构成的。

2. 乙炔的性质

乙炔俗名电石气。纯净的乙炔是无色、无臭的气体，微溶于水，易溶于有机溶剂，尤其在丙酮中的溶解度最大。工业上常用装满吸收了丙酮的多孔石棉的钢瓶来储运乙炔。

乙炔由于分子中含有碳碳三键，其中两个键不稳定，所以乙炔的化学性质与乙烯相似，比较活泼。乙炔能与氢气、卤素和卤化氢发生加成反应，能与酸性高锰酸钾溶液发生氧化反应。

乙炔在不同的催化剂和反应条件下，也可发生各种不同的聚合反应，生成链状或环状的

化合物。例如,在适当的催化剂存在下,三分子乙炔聚合成苯。

$$3H-C\equiv C-H \xrightarrow[\text{催化剂}]{\text{高温}} \text{⌬}$$

(四) 炔烃

1. 炔烃的结构

分子中含有碳碳三键的不饱和链烃称为炔烃。碳碳三键($-C\equiv C-$)是炔烃的官能团。

炔烃跟烷烃一样,除乙炔外,还有一系列炔烃,如丙炔、1-丁炔和1-戊炔等。这一系列炔烃,结构相似,分子组成上相差一个或若干个 CH_2 原子团。由于炔烃分子中含有碳碳三键,比相应的烯烃少两个氢原子,所以炔烃的通式是 C_nH_{2n-2}($n\geq2$)。

2. 炔烃的命名

炔烃的系统命名与烯烃相似,只需将"烯"字改作"炔"字即可。选择包含碳碳三键的最长碳链作主链,从距碳碳三键最近的一端开始编号。例如:

$CH_3C\equiv CH$	$CH_3CH_2C\equiv CH$	$CH_3C\equiv CCH_3$
丙炔	1-丁炔	2-丁炔

■ 知识拓展

乙　炔

乙炔($CH\equiv CH$)又称电石气。乙炔燃烧时能产生高温,氧炔焰的温度可达到3 200 ℃左右,可用于切割和焊接金属。供给适量的空气,乙炔可以安全燃烧发出亮白光,在电灯未普及或没有电力的地方可以用作照明光源。

乙炔还是有机合成的重要原料之一,是合成橡胶、合成纤维和塑料的单体。

聚合物的应用

乙烯、丙烯、1-丁烯和氯乙烯等分别经催化聚合,可制得聚乙烯、聚丙烯、聚丁烯和聚氯乙烯等,是常用的塑料、合成橡胶和合成纤维等化学工业品的原料,在医药制剂、人造血浆和人造器官材质等方面有重要应用。例如,聚乙烯无色无毒,是一种性能优良、用途很广的塑料,广泛用于塑料容器、电线绝缘外皮、包装材料、玩具和耐磨器械等。医药上常用聚乙烯制作真空采血器、医用注射器和输液器等(图6-11)。

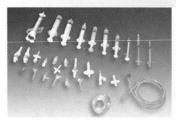
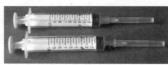
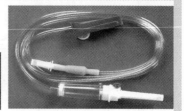

(a) 真空采血器　　　　(b) 医用注射器　　　　(c) 输液器

图6-11　聚乙烯医用制品

第三节　闭　链　烃

学习目标

1. 掌握苯的同系物及其命名。
2. 熟悉苯及同系物的化学性质。
3. 了解脂环烃、芳香烃和稠环芳烃。

情境导入

　　苯是重要的有机化工原料,应用广泛,但由它带来的环境污染和对人体健康的危害也日益受到关注。近年来,我国职业性急慢性苯中毒(图 6-12)发生率一直高居急慢性职业中毒的前 3 位,重大恶性职业中毒事件常见报端。据统计,我国每年由职业病造成的直接经济损失达百亿元人民币,其中苯中毒人数约占职业病患病总人数的 1/5,苯污染及其对健康的危害已成为亟待解决的公共安全和健康问题之一。近年来发生了一系列如"白沟苯中毒事件""许昌苯中毒事件"等特大苯中毒事件。

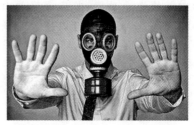

图 6-12　苯中毒

(一)脂环烃简介

　　脂环烃是一类性质与脂肪烃相似的环烃,通常用键线式表示。

　　脂环烃也有饱和与不饱和的区别,饱和脂环烃称为环烷烃,通式为 C_nH_{2n},与碳原子数相同的开链烯烃互为同分异构体;不饱和脂环烃又分为环烯烃,通式为 C_nH_{2n-2},以及环炔烃,通式为 C_nH_{2n-4}。例如:

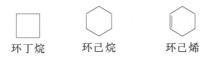

环丁烷　　　环己烷　　　环己烯

(二)苯

1. 苯的结构

　　苯是最简单的芳烃,分子式 C_6H_6,其结构式和分子模型见图 6-13。

　　从上述结构中可以看出苯分子中 6 个碳原子和 6 个氢原子都处在同一平面,苯分子为正六边形的平面分子。

2. 苯的物理性质

　　苯是无色、带有特殊气味的液体,比水轻,不溶于水,易溶于石油醚、乙醇和乙醚等有机溶剂,沸点为 80.1 ℃,易挥发。

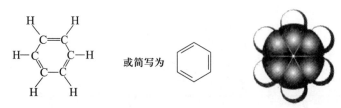

图 6-13　苯的结构式与分子模型

　化学与医学

苯 中 毒

苯的取代
反应

苯有毒,短时间吸入高浓度的苯蒸气,会影响机体内 ATP 以及乙酰胆碱的合成,从而对中枢神经系统产生麻醉作用,危及生命;长时间吸入低浓度的蒸气,可引起慢性中毒,损害造血系统,苯的代谢产物酚类直接抑制了细胞核的分裂,导致细胞突变,从而影响骨髓的造血功能,临床表现为白细胞数量持续降低,最终可发展为再生障碍性贫血或白血病。此外,苯还可以通过皮肤吸收引起中毒。在生活区内,大气中苯的含量最高允许浓度为 2.4 mg/m³。

3. 苯的化学性质

(1)稳定性　苯具有稳定的环状结构,化学性质比较稳定,一般情况下不易发生加成反应和氧化反应。

(2)取代反应　苯在催化剂存在条件下,容易发生取代反应。

在一定条件下,苯环上的氢原子易被其他的原子或原子团取代。通常通过取代反应引入苯环的原子或基团,有氯原子、溴原子、硝基($-NO_2$)和磺酸基($-SO_3H$)等。

$$\text{苯} + Cl_2 \xrightarrow[\triangle]{Fe} \text{氯苯(Cl)} + HCl$$

$$\text{苯} + HNO_3(\text{浓}) \xrightarrow[50\sim60\ ℃]{\text{浓 } H_2SO_4} \text{硝基苯}(NO_2) + H_2O$$

$$\text{苯} + H_2SO_4(\text{浓}) \xrightarrow{75\sim80\ ℃} \text{苯磺酸}(SO_3H) + H_2O$$

(3)加成反应　苯环在一般条件下不容易发生加成反应。但在特殊情况下,如用镍作为催化剂,在 180 ~ 250 ℃时,苯与氢气发生加成反应,生成环己烷。

$$\text{苯} + 3H_2 \xrightarrow[\triangle]{Ni} \text{环己烷}$$

知识拓展

苯及苯的结构的发现

19 世纪,欧洲许多国家都使用煤气灯照明,煤气通常是压缩在桶里储运的,人们发现这种桶里总有一种油状液体,但长时间无人问津。英国科学家法拉第对这种液体产生了浓厚兴趣,他花了整整五年时间提取这种液体,从中得到了苯,一种无色油状液体,并将其命名为氢的重碳合物。

1834 年,德国科学家米希尔里希通过蒸馏苯甲酸和石灰的混合物,得到了与法拉第所制液体相同的一种液体,并命名为苯。

接着法国化学家日拉尔等人又经过精确测定,发现这种液体仅由碳和氢两种元素组成,其相对分子质量为 78,而含碳量却高达 92.3%,以此确定了苯的分子式为 C_6H_6。

最后德国化学家凯库勒发现了苯的结构。凯库勒是德国化学家,经典有机化学结构理论的奠基人之一。关于凯库勒悟出苯分子环状结构的经过,一直是化学史上的一个趣闻。

据他自己说这来自一个梦。那是他在比利时的根特大学任教时,一天夜晚,他在书房中打了瞌睡,眼前又出现了旋转的碳原子,碳原子的长链像蛇一样盘绕卷曲,忽见蛇咬住了自己的尾巴,并旋转不停,他像触电般地猛醒过来,多么奇怪的梦啊,总共只有一瞬间的梦,但是在他眼前的原子和分子却没有消失,他记住了在梦中看见的分子中原子的排列顺序,也许这就是答案吧?苯的凯库勒结构就这样在梦里诞生了。

凯库勒的梦中发现(图 6-14)并不是偶然的,这跟他渊博的知识、丰富的想象力、对问题的执着追求是分不开的。

(一) 芳香烃

芳香烃是指分子中含有苯环的烃类,芳香烃具有芳香性。

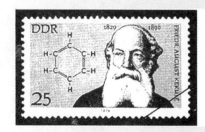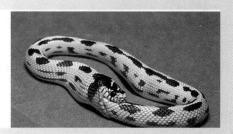

图 6-14 凯库勒与苯结构的发现

1. 苯的同系物及命名

苯的同系物(烷基苯)是指苯分子中氢原子被烷基取代的衍生物。苯及苯的同系物分子通式为 C_nH_{2n-6}($n \geqslant 6$)。

(1) 一元烷基苯 苯环上的 1 个氢原子被烷基取代而成的化合物称为一元烷基苯。命名时,以苯为母体,侧链烷基作为取代基,称为"某基苯",简称"某苯"。例如:

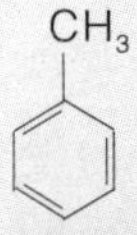

CH₃ 甲苯　　CH₂CH₃ 乙苯

甲苯 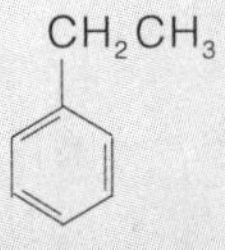　　　　乙苯

（2）二元烷基苯　苯环上的两个氢原子被烷基取代而成的化合物称为二元烷基苯。命名时,取代基的位置可用阿拉伯数字表示,也可用邻、间、对表示。例如:

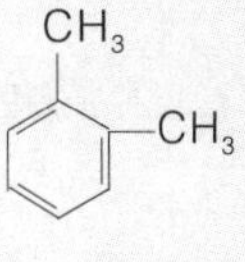

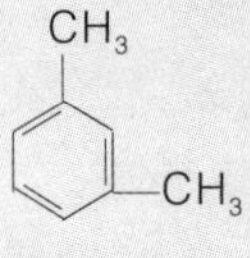

邻二甲苯　　　　　间二甲苯　　　　　对二甲苯
（1,2-二甲苯）　　（1,3-二甲苯）　　（1,4-二甲苯）

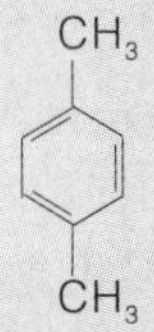

（3）三元烷基苯　苯环上的 3 个氢原子被烷基取代而成的化合物称为三元烷基苯。命名时,取代基的位置可用阿拉伯数字表示,也可用连、偏、均表示。例如:

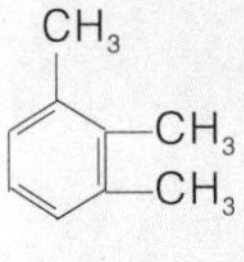

连三甲苯　　　　　偏三甲苯　　　　　均三甲苯
（1,2,3-三甲苯）　（1,2,4-三甲苯）　（1,3,5-三甲苯）

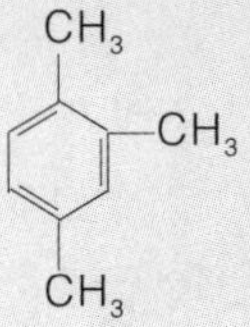

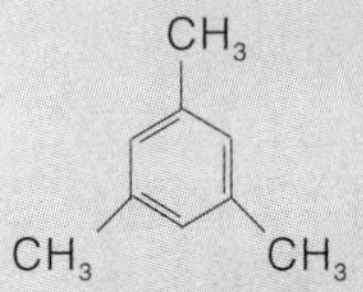

芳香烃的芳环上去掉一个氢原子后剩下的基团,称为芳基,常用 Ar— 表示。常见的芳基有:

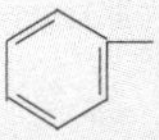

苯基（C_6H_5—） 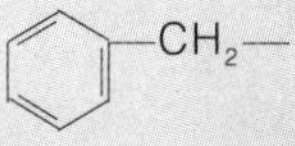　　　　苄基（$C_6H_5CH_2$—）

2. 同系物的性质

苯的同系物的性质与苯相似。苯环上不易发生加成反应和氧化反应,在特定条件下,可以发生取代反应或加成反应。与苯不同的是,某些苯的同系物的侧链烷基能够被酸性高锰酸钾溶液氧化,利用这一性质可以区分苯和苯的同系物。

实践活动

取两支试管各加入甲苯,在第一支试管中滴加酸性高锰酸钾溶液,在第二支试管中滴加溴水,用力振荡,观察所发生的现象。

观察与思考:甲苯是否能够使酸性高锰酸钾溶液、溴水褪色? 为什么?

（二）稠环芳香烃

稠环芳香烃是由两个或两个以上的苯环通过共用两个相邻的碳原子相互稠合而形成的多环芳香烃。常见的稠环芳香烃有萘、蒽和菲。

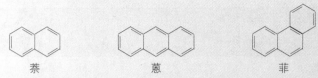

萘 蒽 菲

萘是光亮片状晶体,易升华,有特殊气味,曾用作防蛀剂,由于具有毒性,国家已禁止生产销售。萘是药物和染料工业的重要原料,如抗高血压药物普萘洛尔的结构中就含有萘环。蒽和菲互为同分异构体,易溶于苯和乙醚,用于制造染料和药物等。

 化学与医学

致 癌 烃

致癌烃是指能引起恶性肿瘤的一类稠环芳香烃,它们能直接参加机体细胞内的生化反应,从而导致机体组织发生癌变。这一类化合物多含有4个或更多的苯环,煤焦油和沥青中含有致癌烃。常见的致癌烃有1,2-苯并芘、1,2-苯并蒽、1,2,5,6-二苯并蒽和1,2,3,4-二苯并菲等。

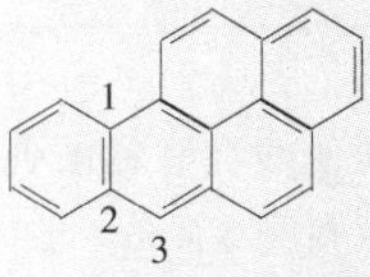

1,2-苯并芘 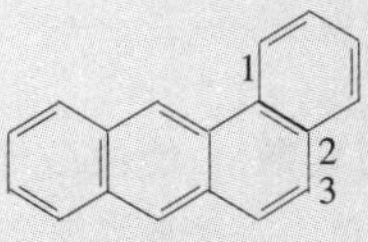 1,2-苯并蒽

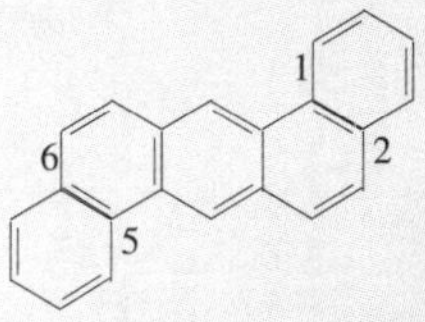

1,2,5,6-二苯并蒽 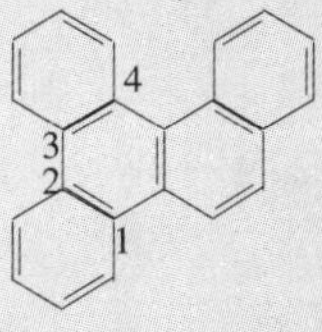 1,2,3,4-二苯并菲

20世纪初,人们注意到,长期从事煤焦油作业的人员患皮肤癌的概率很高。经研究发现,存在于煤焦油中的1,2-苯并芘,具有高度的致癌性。

世界卫生组织也证实,熏、烤、炸制食品和烧焦的食品都会产生1,2-苯并芘。煤、木材燃烧产生的烟尘、机动车排出的废气以及烟草的烟雾中,也都含有1,2-苯并芘。1,2-苯并芘易诱发肺癌和唇癌。因此吸烟和被动吸烟者,肺癌发病率高也可能与此有关。

总结归纳

表6-2总结了烃类化合物结构与性质的比较。

表6-2 烃类化合物结构与性质的比较

分类	饱和链烃(烷烃)	不饱和链烃		苯及苯的同系物(烷基苯)
		烯烃	炔烃	
通式	C_nH_{2n+2}	$C_nH_{2n}(n \geq 2)$	$C_nH_{2n-2}(n \geq 2)$	$C_nH_{2n-6}(n \geq 6)$

续表

分类	饱和链烃（烷烃）	不饱和链烃		苯及苯的同系物（烷基苯）
		烯烃	炔烃	
举例	甲烷	乙烯	乙炔	苯
结构特点	分子中原子间全部是共价单键	含有碳碳双键	含有碳碳三键	含有苯环
命名	（1）选主链：选最长碳链（2）编号：从靠近支链编号（3）定名称：将支链位次、数目、名称写在主链名称前	（1）选主链：选含双键的最长碳链（2）编号：从靠近双键编号（3）定名称：同烷烃	（1）选主链：选含三键的最长碳链（2）编号：从靠近三键编号（3）定名称：同烷烃	以苯为主体，给苯环碳原子编号，以使取代基位次的数字和最小为原则，将取代基的位次、数目和名称分别写在苯字前
化学性质	稳定性 氧化反应 取代反应	加成反应 氧化反应 聚合反应	加成反应 氧化反应 聚合反应	易取代 难加成 难氧化
鉴别	不能使酸性高锰酸钾溶液和溴水褪色	能使酸性高锰酸钾溶液和溴水褪色	能使酸性高锰酸钾溶液和溴水褪色	苯和烷基苯均不能使溴水褪色；烷基苯能使酸性高锰酸钾溶液褪色，而苯则不能使其褪色

目标检测

一、单项选择题

1. 大多数有机物具有的一般特征是(　　)。

A. 可燃性　　　　　B. 反应比较简单　　　C. 易溶于水　　　D. 沸点高

2. 下列物质中，不是有机物的是(　　)。

A. CH_4　　　　　B. $CHCl_3$　　　　　C. CO_2　　　　　D. CCl_4

3. 对 $(CH_3)_4C$ 的命名正确的是(　　)。

A. 异戊烷

C. 2,2-二甲基丙烷

B. 戊烷

D. 2,2-二甲基丁烷

4. 与二甲苯互为同分异构体的是(　　)。

A. 甲苯　　　　　B. 乙苯　　　　　C. 溴苯　　　　　D. 甲乙苯

5. 下列有机物的命名叫间二甲苯的是(　　)。

A. H_3C-⬡$-CH_3$

B. H_3C-⬡$-CH_3$

C. H_3C-⬡（H_3C）

D. H_3CH_2C-⬡

6. 分子组成相同,结构不同的物质互为(　　)。

A. 同位素　　　　　　　　　　　　B. 同素异形体

C. 同分异构现象　　　　　　　　　D. 同分异构体

7. 有机物的同系物之间是(　　)。

① 分子式相同　　　　　② 通式相同　　　　　　　③ 结构相似

④ 分子组成上相差一个或几个 CH_2 原子团

A. ①+②+③　　　B. ②+③+④　　　　C. ①+③+④　　　D. ①+②+④

8. 甲烷分子的构型为(　　)。

A. 三角形　　　　B. 三角锥形　　　　　C. 四边形　　　　D. 正四面体

9. 表示烷烃通式的式子是(　　)。

A. C_nH_{2n+2}　　　　　　　　　　B. C_nH_{2n}

C. C_nH_{2n-2}　　　　　　　　　　D. C_nH_{2n-6}

10. 烯烃分子中的官能团为(　　)。

A. —C—C—　　　B. —C≡C—　　　　C. $\diagup C=C \diagdown$　　　D. —C—H

11. 乙烯与氢气能发生(　　)。

A. 取代反应　　　B. 加成反应　　　　C. 聚合反应　　　D. 氧化反应

12. 能鉴别 $CH_3—CH_3$ 与 $CH_2=CH_2$ 的试剂为(　　)。

A. 溴水　　　　　　　　　　　　　B. 浓 H_2SO_4

C. 浓 HNO_3　　　　　　　　　　 D. KOH

13. 下列各组有机物中是同系物的是(　　)。

A. 甲烷与十三烷　　　　　　　　　B. 苯与氯苯

C. 苯与萘　　　　　　　　　　　　D. 苯与硝基苯

14. 下列分子式中,一定是环烃的是(　　)。

A. C_6H_{14}　　　　　　　　　　　B. C_6H_{12}

C. C_6H_{10}　　　　　　　　　　　D. C_6H_6

15. 能使溴水褪色但不能使酸性 $KMnO_4$ 溶液褪色的烃是(　　)。

A. 丙烷　　　　　　　　　　　　　B. 丙烯

C. 丙炔　　　　　　　　　　　　　D. 环丙烷

16. 下列说法中不正确的是(　　)。

A. 甲苯是苯的同系物　　　　　　　B. 甲苯能使溴水褪色

C. 甲苯能使酸性 $KMnO_4$ 溶液褪色　　D. 甲苯可发生硝化反应

17. 1-丁烯与溴化氢反应生成的主要产物是(　　)。

A. $CH_3CH_2CH_2CH_2Br$　　　　　 B. $CH_3CH_2\underset{\underset{Br}{|}}{C}HCH_3$

C. $CHBr=CHCH_2CH_3$　　　　　　 D. $CH_2=\underset{\underset{Br}{|}}{C}—CH_2CH_3$

18. 下列物质沸点最高的是(　　)。

A. 乙烷　　　　　B. 乙烯　　　　　　C. 乙炔　　　　　D. 乙醇

19. 下列分子有可能所有原子都处于同一平面内的是(　　)。

A. 甲烷　　　　　　B. 丙烯　　　　　　　　C. 乙烯　　　　　　　D. 甲基苯

二、填空题

1. 有机物是指＿＿＿＿＿＿＿＿＿＿＿＿＿＿＿＿＿＿＿＿＿＿＿。

2. 烯烃和炔烃的官能团分别是＿＿＿＿、＿＿＿＿，它们的通式分别是＿＿＿＿＿＿、

＿＿＿＿＿＿＿＿＿。

3. 在光照下,甲烷能跟氯气发生＿＿＿＿反应,反应后可能生成＿＿＿＿种产物,其中名为＿＿＿＿的是非极性分子,名为＿＿＿＿＿＿的俗名叫作氯仿。

三、命名或写出结构式

1. 异丁烷

2. 5,5-二甲基-4-乙基-2-己炔

3. 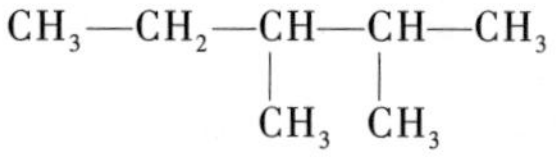 $CH_3—CH_2—CH—CH—CH_3$
　　　　　　　　CH_3　CH_3

4. $CH_3CH_2CH_2C≡CH$

5. 新戊烷

6. 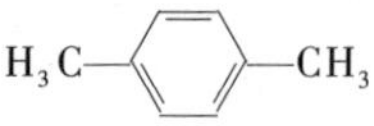 $H_3C—$⬡$—CH_3$

7. 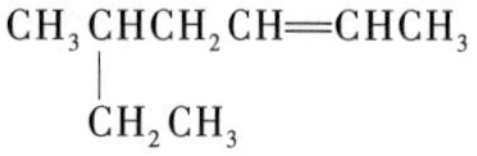 $CH_3CHCH_2CH=CHCH_3$
　　　CH_2CH_3

8. 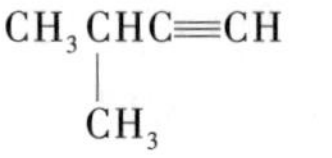 $CH_3CHC≡CH$
　　　CH_3

四、完成反应方程式

1. $CH_2=CH_2+Cl_2\longrightarrow$

2. $CH_3CH=CH_2+HBr\longrightarrow$

3. 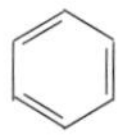 ⬡$+Cl_2\xrightarrow[\Delta]{FeCl_3}$

4. $nCH_2=CH_2\longrightarrow$

五、用化学方法鉴别下列化合物

1. 乙烷和乙烯

2. 甲苯、苯、液状石蜡

练习与拓展　　学习小结　　参考答案

第七单元 醇、酚、醚

第一节 醇

醇

学习目标

1. 掌握醇的定义，官能团。
2. 熟悉醇的习惯命名法和系统命名法，醇的主要化学性质。
3. 了解醇在医学上的运用。

情境导入

最近几天来，学生小李一直感到浑身无力，食欲缺乏并且伴有流鼻涕等症状。在同学小王的陪伴下来到了校医务室看病，医生询问了一下病症，就拿出了体温计，然后用蘸有医用酒精（图 7-1）的棉签擦拭了一下，递给小李测试体温。检查结果显示小李有些许发热，但好在并不严重，只要服些药，注意休息多喝水就没事了。问诊中，小李对医生在测体温之前用酒精棉签擦拭体温计感到很好奇，于是就询问了医生原因，医生笑笑说，"酒精擦拭可以用来消毒"。

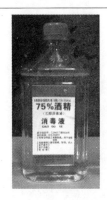

图 7-1 医用酒精

（一）乙醇结构特点

从结构上来看，乙醇（CH_3CH_2OH）可以看做乙烷（CH_3CH_3）分子中的 1 个氢原子被羟基（—OH）取代的产物。乙醇分子结构如图 7-2 所示。

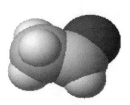
比例模型

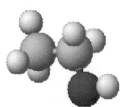
球棒模型

图 7-2 乙醇分子结构示意图

（二）乙醇物理性质

乙醇是无色、透明、有香味、易挥发的液体，熔点为 $-117.3\ ℃$，沸点为 $78.5\ ℃$，比相应的乙烷、乙烯和乙炔高得多，其主要原因是分子中存在极性官能团羟基（—OH）。密度为

0.789 3 g/cm^3,能与水及大多数有机溶剂以任意比例混溶。工业酒精含乙醇约95%。含乙醇达99.5%以上的酒精称无水乙醇。工业酒精和医用酒精中含有少量甲醇,有毒,不能掺水饮用。

（三）乙醇的化学性质

乙醇的分子中含有羟基,羟基比较活泼。乙醇的化学反应主要发生在羟基以及与羟基相连的碳原子上。

1. 与活泼的金属反应

乙醇和水在结构上有相似之处,羟基上的氢原子可以被活泼的金属取代。

$$2CH_3—CH_2—OH+2Na \longrightarrow 2CH_3—CH_2—ONa+H_2\uparrow$$
$$\text{乙醇} \qquad\qquad\qquad\qquad \text{乙醇钠}$$

2. 脱水反应

在脱水剂浓硫酸存在条件下,加热乙醇,可发生脱水反应,其脱水方式随反应温度不同而异。

（1）分子内脱水　温度较高时,醇发生分子内脱水生成烯烃。例如,乙醇与浓硫酸共热到170 ℃左右,发生分子内脱水,生成乙烯。其反应式：

$$\underset{\text{乙醇}}{\underset{\fbox{H \quad OH}}{CH_2—CH_2}} \xrightarrow[170\ ℃]{\text{浓 } H_2SO_4} \underset{\text{乙烯}}{CH_2{=}CH_2\uparrow} + H_2O$$

（2）分子间脱水　温度较低时,醇可发生分子间脱水生成醚。例如,乙醇在浓硫酸存在条件下加热到140 ℃,发生分子间脱水生成乙醚。脱水是由一分子醇中的羟基与另一分子醇羟基中的氢原子间进行,这种方式属于取代反应。其反应式：

$$\underset{\text{乙醇}}{CH_3CH_2O\fbox{H + HO}CH_2CH_3} \xrightarrow[140\ ℃]{\text{浓 } H_2SO_4} \underset{\text{乙醚}}{CH_3CH_2OCH_2CH_3} + H_2O$$

乙醇的
氧化反应

3. 氧化反应

乙醇在某些条件下可以得到氧,发生氧化反应。在有机化学里面,把这类情况称为加氧氧化,还有一种氧化的形式是去氢氧化。

（1）去氢氧化　将一根铜丝加热到红热后插入乙醇溶液中,铜丝表面由黑色（CuO）变成光亮的紫红色（单质 Cu）。

$$\underset{\text{乙醇}}{CH_3{-}\overset{\displaystyle H}{\underset{\displaystyle H}{C}}{-}OH} + CuO \longrightarrow \underset{\text{乙醛}}{CH_3{-}\overset{\displaystyle H}{C}{=}O} + \underset{\text{单质铜}}{Cu} + H_2O$$

（2）加氧氧化　如果遇到比较强的氧化剂,如酸性重铬酸钾溶液、过氧化物等,还可以进一步发生得到氧的加氧氧化反应。

$$\underset{\text{乙醇}}{CH_3{-}\overset{\displaystyle H}{\underset{\displaystyle H}{C}}{-}OH} \xrightarrow{[O]} \underset{\text{乙醛}}{CH_3{-}\overset{\displaystyle H}{C}{=}O} \xrightarrow{[O]} \underset{\text{乙酸}}{CH_3COOH}$$

实践活动

乙醇与金属钠反应

在干燥的试管中加入约 3 mL 无水乙醇,再投入一小块新切好并用滤纸吸干表面煤油的金属钠,观察现象。在反应完的试管中加入酚酞试剂,观察颜色变化(图 7-3)。

实验结果表明:钠与乙醇反应生成氢气和碱性的乙醇钠。

氧 化 反 应

取一支试管,加入 5 滴 5 g/L $K_2Cr_2O_7$ 溶液,再加入 2 ~ 3 mL 稀硫酸溶液,振荡后再加入 10 滴乙醇,观察溶液颜色的变化(图 7-4)。

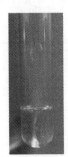 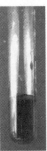

　钠与无水乙醇　酚酞颜色变化

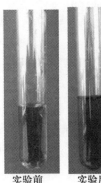

　实验前　　实验后

图 7-3　乙醇与金属钠反应实验现象　　图 7-4　乙醇与酸性重铬酸钾溶液反应实验现象

实验结果表明:乙醇可以被酸性重铬酸钾溶液氧化,具有一定的还原性。

知识拓展

醇

1. 醇的结构及分类

(1)醇的结构　水分子(H—O—H)中去掉 1 个氢原子而剩下的原子团(—OH),称为羟基。脂肪烃、脂环烃或芳香烃侧链上的氢原子被羟基取代后的生成物称为醇。羟基(—OH)是醇的官能团,称为醇羟基。醇由烃基和羟基两部分共同组成,可用 R—OH 结构通式来表示。

(2)醇的分类　根据分子中羟基的数目,醇可分为一元醇和多元醇(表 7-1)。

表 7-1　根据分子中羟基的数目给醇分类

类别	概念	化合物	举例
一元醇	分子中只含有一个羟基的醇	CH_3OH	甲醇(一元醇)
多元醇	分子中含有两个或两个以上羟基的醇	CH₂—CH—CH₂ | | | OH OH OH	甘油(三元醇)

在一元醇中,根据羟基所连碳原子的类型,醇又可分为伯醇、仲醇和叔醇(表7-2)。

表7-2　根据羟基所连碳原子的类型给醇分类

类别	概念	举例	命名
伯醇	羟基连接在伯碳原子上的醇	CH_3-CH_2-OH	乙醇
仲醇	羟基连接在仲碳原子上的醇	$\begin{array}{c}CH_3\\ \|\\ CH_3-CH-OH\end{array}$	2-丙醇
叔醇	羟基连接在叔碳原子上的醇	$\begin{array}{c}CH_3\\ \|\\ H_3C-C-OH\\ \|\\ CH_3\end{array}$	2-甲基-2-丙醇

2. 醇的命名

(1)普通命名法　醇的普通命名法一般仅用于结构简单的一元醇的命名,命名方法是在"醇"字前加上烃基名称,通常"基"字可省略。例如:

$$CH_3CH_2CH_2CH_2OH \qquad\qquad \begin{array}{c}CH_3CHCH_2OH\\ \|\\ CH_3\end{array}$$

正丁醇　　　　　　　　　　　　异丁醇

(2)系统命名法。

① 选主链:选择包括羟基所连接的碳原子在内的最长的碳链作为主链,按主链上所含碳原子的数目称为"某醇"。

② 编号:从靠近羟基最近的一端开始,用阿拉伯数字依次给主链碳原子编号,把表示羟基位次的编号写在"某醇"之前,中间用半字线隔开,若羟基在1位碳原子时,位次也可以省略。

③ 定名称:把支链作为取代基,并按取代基从小到大的顺序,将取代基的位次、数目、名称依次写在醇名的前面,阿拉伯数字与汉字之间用半字线隔开。

系统名称:取代基位次-取代基的数目、名称-官能团位次-主体名称(某醇)。例如:

$$\overset{4}{C}H_3-\overset{3}{C}H-\overset{2}{C}H_2-\overset{1}{C}H_2-OH \qquad\qquad \overset{3}{C}H_3-\overset{2}{C}-\overset{1}{C}H_2-OH$$
$$\qquad\quad | \qquad\qquad\qquad\qquad\qquad\qquad |$$
$$\qquad\quad CH_3 \qquad\qquad\qquad\qquad\qquad\quad CH_3$$

3-甲基-1-丁醇(3-甲基丁醇)　　　2,2-二甲基-1-丙醇(2,2-二甲基丙醇)

$$\overset{6}{C}H_3-\overset{5}{C}H-\overset{4}{C}H-\overset{3}{C}H_2-\overset{2}{C}H-\overset{1}{C}H_3 \qquad \overset{5}{C}H_3-\overset{4}{C}H_2-\overset{3}{C}-\overset{2}{C}H-\overset{1}{C}H_3$$

5-甲基-4-乙基-2-己醇　　　　　　2-甲基-3-乙基-3-戊醇

化学与生活

酒精是一种亲神经物质,对人体许多系统、脏器均有损伤作用,其中神经系统是其损伤的主要靶器官之一。一次大量饮酒可出现急性神经精神症状,长期饮酒则产生慢性神经精神症状,甚至出现神经系统不可逆性损害。

酒精中毒已是遍及全球的一种常见病,对人类的健康危害日趋严重,尤其是在欧美国家,其发病率仅次于心脑血管疾病和肿瘤;在我国,随着生活水平的逐渐提高,其发病率亦不断增加,目前临床上因酒精中毒导致神经系统损害的患者有明显增多趋势。

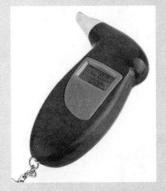

图7-5 呼气式酒精检测仪

呼气式酒精检测仪

司机酒后驾驶汽车容易肇事,不仅给国家、集体或个人的财产带来损失,而且还会给他人和自己的家庭造成不幸,交通警察为了避免这种严重的行车违章现象,通常使用呼气式酒精检测仪(图7-5)对过路司机进行检查。根据中华人民共和国国家标准GB 19522—2010,车辆驾驶人员血液酒精含量临界值如表7-3所示:

表7-3 车辆驾驶人员血液酒精含量临界值

行为类别	对象	临界值/[mg · (100 mL)$^{-1}$]
饮酒驾车	车辆驾驶人员	20
醉酒驾车	车辆驾驶人员	80

呼气式酒精检测仪是利用乙醇能够被酸性 $K_2Cr_2O_7$ 溶液氧化而且反应后颜色变化明显的原理设计的。

 医药中常见的醇

(1)甲醇 甲醇是结构最为简单的饱和一元醇,相对分子质量为32.04,又称"木醇"或"木精"。无色、有酒精气味、易挥发的液体,有毒,误饮5~10 mL会双目失明,大量饮用会导致死亡。用于制造甲醛和农药等,并用作有机化合物的萃取剂和酒精的变性剂等。通常由一氧化碳与氢气反应制得。

(2)丙三醇 无色澄明黏稠液体,无臭。能从空气中吸收潮气,也能吸收硫化氢、氰化氢和二氧化硫。对石蕊呈中性。能与水、乙醇任意混溶。在医学方面,用以制取各种制剂、溶剂、吸湿剂、防冻剂和甜味剂、配剂外用软膏或栓剂等。临床上常用甘油栓剂或 $\varphi = 0.55$ 的甘油溶液(开塞露)治疗便秘。

（3）苯甲醇　苯甲醇是最简单的芳香醇之一，可看作苯基取代的甲醇。又名苄醇，为无色液体，有芳香味，微溶于水，可与乙醇、乙醚混溶。苯甲醇具有微弱的麻醉作用和防腐作用。在自然界中多数以酯的形式存在于香精油中，例如，茉莉花油、风信子油和秘鲁香脂中都含有此成分。

（4）甘露醇　白色针状结晶，味甜，易溶于水。甘露醇在医药上是良好的利尿剂，能降低颅内压、眼内压，用作脱水剂、食糖代用品，也用作药片的赋形剂及固体、液体的稀释剂。甘露醇注射液作为高渗透降压药，是临床抢救特别是脑部疾患抢救常用的一种药物，具有降低颅内压药物所要求的降压快、疗效准确的特点。

酚

第二节　酚

知识点/
考点

学习目标

1. 掌握酚的定义，官能团。
2. 熟悉酚的习惯命名法和系统命名法，酚的主要化学性质。
3. 了解酚在医学上的运用。

情境导入

小明最近皮肤有点痒，总是不舒服，同寝室的同学小张告诉他，去超市买一块上海药皂（图7-6）洗一洗，就会好的。后来小明买了一块上海药皂，洗了一段时间之后，果然不痒了。于是小明问，为什么这块肥皂有这样神奇的效果呢？为什么这块其貌不扬的小小肥皂又称之为"药皂"呢？难道是里面添加了什么特殊的药物吗？同寝室的同学们都答不上来，那么同学，你能帮小明解答疑惑吗？

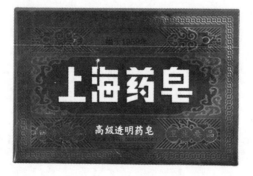

图7-6　上海药皂

（一）苯酚结构特点（图 7-7）

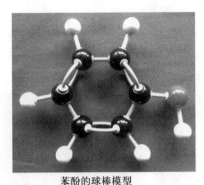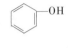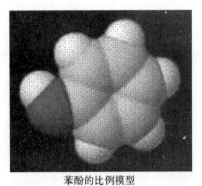

苯酚的球棒模型　　　　　　　　　　　　　　苯酚的比例模型

图 7-7　苯酚分子结构示意图

酚的结构可以看作芳香烃苯环上的碳原子被羟基取代的产物。

（二）苯酚的物理性质

纯净的苯酚是白色的晶体，熔点为 43 ℃，具有特殊的气味，见光及暴露在空气中则逐渐被氧化而显粉红色。苯酚能溶于水，但是在常温下溶解度不大；当温度高于 65 ℃时，能与水以任意比例混溶。苯酚易溶于乙醇和乙醚。

（三）苯酚的化学性质

（1）酚羟基（—OH）是苯酚的官能团，因此，苯酚具有与醇类似的化学性质。

（2）弱酸性　由于酚羟基受苯环的影响，使酚羟基的氢原子活泼性增大，在水溶液中能解离出少量的氢离子，故而酚具有弱酸性。

实践活动

苯酚的酸性

取 1 支试管，加入少量苯酚晶体，再加入 2 mL 水，振荡后得到浑浊液（苯酚常温下微溶于水），然后再往试管里逐滴加入 2 mol/L 氢氧化钠溶液，边加边振荡，直至溶液变澄清，然后吹入二氧化碳气体，溶液又变浑浊，如图 7-8 所示。

苯酚的
酸性

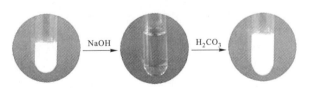

图 7-8　苯酚的弱酸性实验

苯酚　　　　　　　　　　　苯酚钠

向澄清的苯酚钠溶液中通入二氧化碳（它与水形成碳酸），可使苯酚游离出来，说明苯酚的酸性比碳酸还弱。

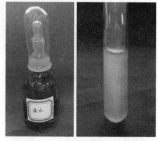

$$\text{(ONa-苯环)} + CO_2 + H_2O \longrightarrow \text{(OH-苯环)} + NaHCO_3$$

多数酚的酸性比碳酸弱,故酚不能将碳酸从其盐中置换出来;酚只能溶于碱性较强的氢氧化钠或碳酸钠溶液中,但不能溶于碱性较弱的碳酸氢钠溶液。

苯环上的取代反应

由于苯环受酚羟基的影响,使苯环上酚羟基的邻位和对位的氢原子很容易发生取代反应。

在盛有 1 mL 饱和苯酚溶液的试管中,逐滴加入饱和溴水,观察现象,如图 7-9 所示。

实验结果表明,苯酚容易与饱和溴水发生反应,生成白色沉淀。此反应灵敏度很高,是苯酚特有的反应,因此常用于苯酚的鉴定实验。

苯酚和溴水反应

图 7-9 苯酚与溴水的反应

苯酚与饱和溴水的反应式:

$$\text{(OH-苯环)} + 3Br_2 \longrightarrow \text{(2,4,6-三溴苯酚)} \downarrow + 3HBr$$

苯酚　　　　　2,4,6-三溴苯酚(白色)

与三氯化铁溶液的显色反应

在试管中加入 0.1 mol/L 苯酚溶液 2 mL,再滴加 2 滴 0.06 mol/L $FeCl_3$ 溶液,振荡,观察现象,如图 7-10 所示。

实验结果表明,苯酚和三氯化铁溶液反应显紫色,这是苯酚的很灵敏的特性反应。因此,常利用这一反应把苯酚与其他化合物区别开来。

三氯化铁溶液与大多数含酚羟基的化合物都能发生显色反应。例如,三氯化铁溶液与苯酚、间苯二酚、1,3,5-苯三酚反应显紫色;与甲酚反应显蓝色;与邻苯二酚、对苯二酚反应显绿色;与 1,2,3-苯三酚反应显红色等。酚的这一特性可用于不同酚的鉴别。

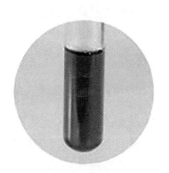

图 7-10 苯酚与 $FeCl_3$ 溶液的显色反应

苯酚与医学

苯酚的杀菌作用

苯酚能使菌体蛋白质变性而具有杀菌作用,在医药上常作消毒剂。

迄今,各种消毒剂的杀菌能力的强弱仍是以苯酚为标准来比较的。某种消毒剂能在一定的时间内将某种细菌杀死时所需要的浓度,跟一定浓度的苯酚比较,所得数值叫做该消毒剂的苯酚系数。例如,某消毒剂的浓度只是苯酚浓度的 1/3,就具有和苯酚同样的杀菌能力时,它的苯酚系数就是 3。

3%~5% 的苯酚溶液可用于处理污物、消毒用具和外科器械,并可用作环境消毒。因苯酚毒性较强,并且苯酚及其溶液对皮肤有腐蚀性,临床上不宜用于创伤、皮肤的消毒。

知识拓展

(一)甲酚

甲酚有邻、间、对三种异构体,因其来源于煤焦油,故又名煤酚。

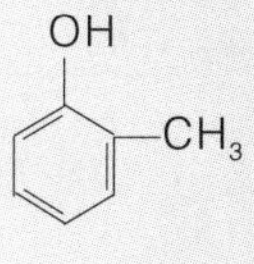

邻甲酚　　　　　间甲酚　　　　　对甲酚
（沸点:192 ℃）　（沸点:202 ℃）　（沸点:202 ℃）

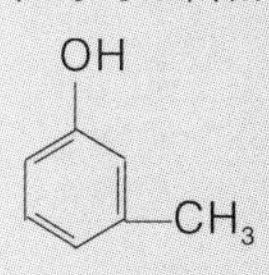

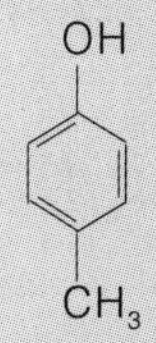

由于这三种异构体的沸点相近,一般不易分离,常使用它们的混合物。煤酚的杀菌能力比苯酚强,因为它难溶于水,能溶于肥皂溶液,故常配制成 50% 的肥皂溶液,称为煤酚皂溶液,俗称"来苏儿",常用于器械和环境消毒。

(二)酚的结构

酚是羟基与芳环碳原子直接相连的化合物。酚中的羟基又称为酚羟基,是酚的官能团。由此可见,酚由芳基和酚羟基共同组成,通式可表示为 Ar—OH。例如:

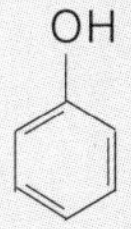

苯酚 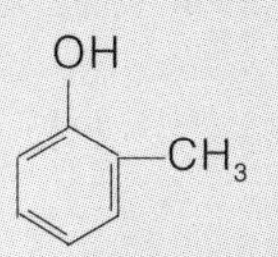　　　　邻甲基苯酚 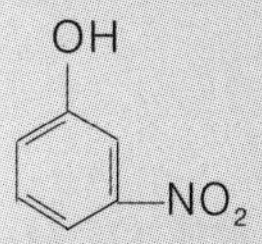　　　间硝基苯酚

(三)酚的分类和命名

1. 分类

根据分子中所含酚羟基的数目,酚可分为一元酚、二元酚和三元酚等。一般将二元以上的酚统称为多元酚。

2. 命名

一元酚的命名是以苯酚为母体,苯环上其他原子、原子团或烃基作为取代基,从酚羟基所在的碳原子开始对苯环编号,将取代基的位次、数目及名称写在母体名称之前;亦可用邻、间、对来表示取代基与酚羟基间的位置关系。例如,

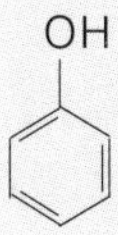

苯酚 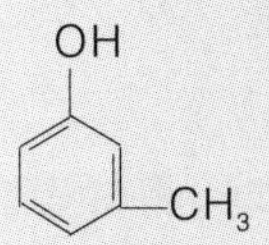　　　3-甲基苯酚　　2,4,6-三硝基苯酚
　　　　（间甲苯酚）

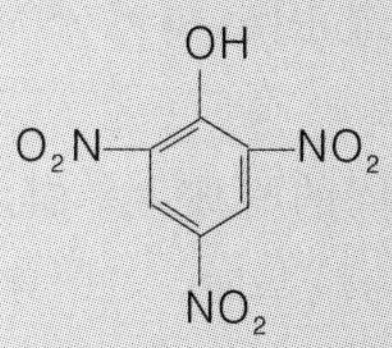

醚

知识点/
考点

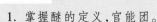

第三节   醚

学习目标

1. 掌握醚的定义,官能团。
2. 熟悉醚的习惯命名法和系统命名法,醚的主要化学性质。
3. 了解醚在医学上的运用。

情境导入

最近小明总是牙疼。俗话说牙疼不是病,疼起来要人命,没办法只好去看牙医。牙医告诉小明,你已经长智齿了,而且智齿的位置长得不对,必须拔掉。"什么? 拔掉?"小明吓出一身冷汗,平时最怕疼的小明担心死了。医生告诉小明,不要担心,拔牙之前会给你特殊处理的,即会给你打上一定计量的麻醉药物(图7-11),这样就不会疼了。后来,在打了麻药后,医生帮怕疼的小明拔掉了长歪的智齿。那么同学们,你知道常见的麻醉药品的主要成分是什么吗? 麻醉药品又怎么会起到麻醉效果的呢?

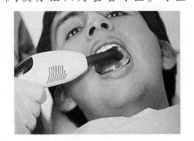

图 7-11   麻醉

(一) 乙醚($CH_3CH_2OCH_2CH_3$)

乙醚是具有特殊气味的无色液体,沸点为 34.5 ℃,微溶于水,比水轻,极易挥发、燃烧,因此使用时要远离火源,且失火时不能用水浇灭。

(二) 醚的结构

醚可以看作两个烃基通过一个氧原子连接而成的化合物。醚的官能团为醚键(—C—O—C—)。分子中的烃基可以是脂肪烃基,也可以是芳香烃基。

开链醚的结构通式为(Ar)R—O—R′(Ar′),式中的两个烃基可以相同,也可以不同。

(三) 醚的分类和命名

根据烃基是否相同,醚可分为单醚和混醚。

1. 单醚

两个烃基相同的醚称为单醚。单醚命名时,将烃基的数目、名称写在"醚"字之前,称为"二某醚",烃基为烷基时,"二"字通常可以省略;但烃基为芳香烃基时,"二"字不能省略。例如:

$CH_3CH_2OCH_2CH_3$

乙醚   二苯醚

2. 混醚

两个烃基不同的醚称为混醚。混醚命名时,若都为脂肪烃基时,将烃基的名称按先小后大的顺序写于"醚"字之前;若有芳香烃基,芳香烃基要写在脂肪烃基之前。命名时"基"字省略。例如:

$$CH_3OCH_2CH_3$$

甲乙醚

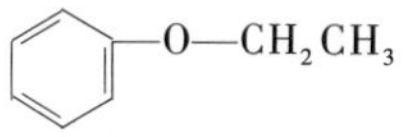

苯乙醚

（四）醚的性质

在常温下,除甲醚、甲乙醚等是气体外,大多数醚是易挥发、易燃的无色液体,有特殊气味。醚的沸点和同相对分子质量的烷烃接近,比同相对分子质量的醇的沸点低得多。醚的溶解度和同相对分子质量的醇近似,比同相对分子质量的烷烃大得多。

醚的化学性质与醇或酚有很大的不同。醚是一类相当不活泼的化合物。醚与金属钠无反应,对碱及还原剂相当稳定。因此,常用一些醚作为有机反应的溶剂。

知识拓展

安氟醚与异氟醚

安氟醚的药名是恩氟烷,异氟醚的药名是异氟烷。其结构如下:

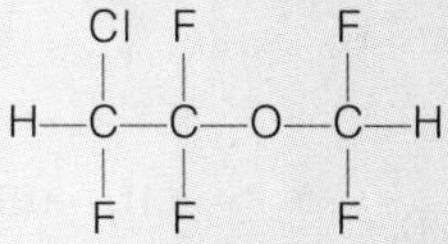

安氟醚 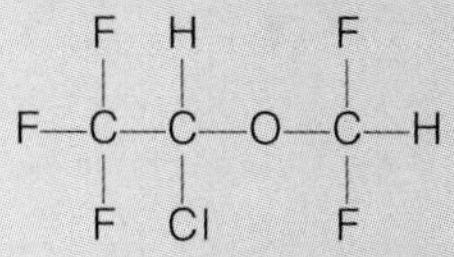　　　　　　　　　　异氟醚

安氟醚和异氟醚互为同分异构体,具有良好的麻醉作用,诱导麻醉及苏醒均较快。在体内很少被分解,以原形由呼吸道排出。成人诱导麻醉时吸入气体的体内浓度一般为 1.5% ~3% ;维持麻醉时气体的体内浓度为 1% ~1.5%。麻醉较深时对循环及呼吸系统均有抑制作用。骨骼肌松弛作用亦较好,术后恶心、呕吐的发生率较低,可用于各种手术的麻醉。

总结归纳

表 7-4 总结比较了醇、酚、醚的结构与性质。

表 7-4　醇、酚、醚的结构与性质比较

种类	结构、通式及官能团	主要化学性质及鉴别方法
醇	（1）脂肪烃、脂环烃或芳香烃侧链上的氢原子被羟基取代后的生成物称为醇 （2）通式:R—OH （3）官能团:醇羟基(—OH)	（1）与活泼金属反应放出氢气 （2）与酸反应生成酯 （3）分子内脱水生成烯,分子间脱水生成醚 （4）伯醇氧化成醛,仲醇氧化成酮,叔醇不易被氧化

续表

种类	结构、通式及官能团	主要化学性质及鉴别方法
酚	（1）酚是羟基直接与芳环碳原子相连的化合物 （2）通式：Ar—OH （3）官能团：酚羟基(—OH)	（1）苯酚具有弱酸性，能与活泼金属反应放出氢气，还能与氢氧化钠等强碱发生中和反应 （2）苯酚和三氯化铁溶液反应显紫色 （3）苯酚与饱和溴水反应生成白色沉淀
醚	（1）醚是两个烃基通过一个氧原子连接而成的化合物 （2）通式：(Ar)R—O—R′(Ar′) （3）官能团：醚键 —C—O—C—	醚的性质比较稳定

目标检测

一、单项选择题

1. 下列物质不属于醇的是（　　）。

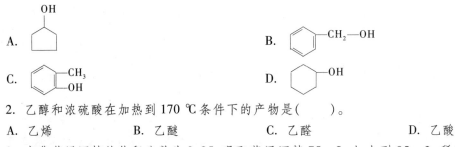

2. 乙醇和浓硫酸在加热到 170 ℃条件下的产物是（　　）。

A. 乙烯　　　　　　B. 乙醚　　　　　　C. 乙醛　　　　　　D. 乙酸

3. 市售药用酒精的体积分数为 0.95，现取药用酒精 75 mL，加水到 95 mL，稀释后酒精的体积分数为（　　）。

A. 0.80　　　　　　B. 0.75　　　　　　C. 0.70　　　　　　D. 0.65

4. 一些不法分子制造的假酒可对人造成伤害甚至死亡，其有毒成分是（　　）。

A. 苯　　　　　　　B. 乙烯　　　　　　C. 甲醇　　　　　　D. 乙醇

5. 乙醇的俗称为（　　）。

A. 木醇　　　　　　B. 木精　　　　　　C. 酒精　　　　　　D. 甘油

6. 临床上外用消毒剂的酒精浓度为（　　）。

A. 25%　　　　　　B. 50%　　　　　　C. 75%　　　　　　D. 95%

7. 乙醇发生分子间脱水的条件是（　　）。

A. 浓硝酸，140 ℃　　　　　　　　　　B. 浓硝酸，170 ℃

C. 浓硫酸，140 ℃　　　　　　　　　　D. 浓硫酸，170 ℃

8. "来苏儿"过去常用于医疗器械和环境消毒，其主要成分是（　　）。

A. 肥皂　　　　　　B. 苯酚　　　　　　C. 甲酚　　　　　　D. 甘油

9. 浓硫酸与乙醇于 170 ℃ 共热,主要生成乙烯,这个反应属于(　　)。

A. 取代反应　　　　　B. 加成反应　　　　　C. 消除反应　　　　　D. 酯化反应

10. 丙三醇的俗名是(　　)。

A. 木醇　　　　　　　B. 乙醇　　　　　　　C. 肌醇　　　　　　　D. 甘油

11. 下列溶液中,通入二氧化碳后,能使溶液变浑浊的是(　　)。

A. 氢氧化钠溶液　　　B. 苯酚钠溶液　　　　C. 碳酸钠溶液　　　　D. 苯酚溶液

12. 下列物质中,能与三氯化铁溶液发生显色反应的是(　　)。

A. 乙烷　　　　　　　B. 苯酚　　　　　　　C. 苯甲醇　　　　　　D. 乙醇

13. 下列物质中不能与金属钠反应的物质是(　　)。

A. 苯酚　　　　　　　B. 苯甲醇　　　　　　C. 乙醚　　　　　　　D. 甘油

二、填空题

1. 在一定条件下醇可以被氧化,其中_____醇氧化生成醛,_____醇氧化生成酮;不易被氧化的醇是_____。

2. 乙醇和浓硫酸共热可发生脱水反应,随反应温度的不同,脱水方式和产物也不同,当加热到 140 ℃ 时,乙醇主要发生_____脱水,主要生成_____;加热到 170 ℃ 时,主要发生_____脱水,主要生成_____。

3. _____上的氢原子被羟基取代形成的化合物称醇;_____上的氢原子被羟基取代形成的化合物称酚。醇和酚的分子中都含有羟基,醇分子中的羟基称为_____,酚分子中的羟基称为_____。

4. 苯酚俗称_____,是_____色晶体,有_____气味。苯酚与空气接触,易因氧化而显_____色。

5. 在苯酚的浑浊液中加入氢氧化钠溶液,可以观察到的反应现象是____,反应的化学方程式为_____;向该溶液中再通入 CO_2,观察到的反应现象是_____,说明苯酚的酸性比碳酸_____。

6. 乙醚的结构简式为_____,甲乙醚的结构简式为_____,苯甲醚的结构简式为_____。

三、完成下列反应式

1. 乙醇与浓硫酸在 140 ℃ 共热时的脱水反应。

2. 乙醇与浓硫酸在 170 ℃ 共热时的脱水反应。

3. 在苯酚溶液中加入氢氧化钠的反应。

4. 在苯酚溶液中加溴水的反应。

四、写出化合物的名称或结构简式

1. $CH_3-CH-C(CH_3)(CH_3)-OH$

2.

3.

4. 异丙醇

5. 甘油

6. 苯甲醇

练习与拓展 　　学习小结 　　参考答案

第八单元 醛 和 酮

第一节 乙醛和丙酮

乙醛和
丙酮

学习目标

1. 掌握乙醛和丙酮的结构通式、醛和酮的官能团，醛和酮的系统命名法。
2. 熟悉乙醛和丙酮的物理、化学性质。
3. 了解醛和酮的分类。

知识点/
考点

情境导入

（一）乙醛与醉酒

小王酒量不好，喝一点酒就心跳加速、满脸通红，每次酒桌上都喝得摇摇晃晃，舌头发硬，酒后回家都吐得不省人事，第二天头还很疼，全身麻木。

他为什么会这样呢？原来，酒精（乙醇）进入人体后会迅速转化成乙醛，乙醛又会转变成乙酸。这个过程需要“乙醛脱氢酶”（ALDH）来催化。人体内有 19 种 ALDH，其中，ALDH2 活性最强，承担了大部分工作。有将近一半的东亚人体内的 ALDH2 有缺陷，不能迅速把乙醛转变为无害的乙酸。于是，这些人只要一喝酒，体内的乙醛含量就迅速升高，甚至能达到正常值的 20 倍。乙醛能加速心跳频率，扩张血管，于是饮酒者的脸就红了。乙醛是一种效力强大的肌肉毒素，其毒性是乙醇的 30 倍。正常情况下，进入人体的乙醇会迅速在肝脏内被“乙醇脱氢酶”转化成乙醛，然后被 ALDH2 降解成乙酸。正常人每小时可以处理 7 g 乙醇，酒量大的人这个数字可以上升到 10 g 以上。

（二）丙酮与糖尿病

一位糖尿病比较严重的患者来医院就诊，实习护士小李热情地接待，在患者身旁，她闻到了烂苹果的气味。事后，小李复习学过的知识：患者糖类代谢异常，酮症酸中毒，产生了一种分子式为 C_3H_6O 的有机物，其分子中含有一个碳氧双键。你能试推测出这种有机化合物的结构吗？

（一）乙醛

1. 乙醛的结构

从结构上看（图 8-1 和图 8-2），乙醛（CH_3CHO）可以看作甲烷（CH_4）分子中的 1 个氢原子被醛基（—CHO）取代的产物。

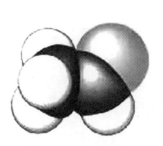 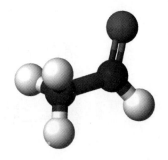

图 8-1　乙醛比例模型　　　　　　　图 8-2　乙醛球棒模型

2. 乙醛的物理性质

乙醛是一种无色、有刺激性气味、易挥发的液体,沸点为 21 ℃,可溶于水、乙醇和乙醚等。

3. 乙醛的化学性质

乙醛的化学性质比较活泼,易发生加成反应、显色反应和氧化反应等。

(1) 催化加氢　在铂(Pt)、镍(Ni)存在条件下,乙醛与氢加成,被还原为乙醇。

$$
CH_3\text{-}\overset{\overset{\displaystyle O}{\|}}{C}\text{-}H + H_2 \xrightarrow{Ni} CH_3\text{-}\underset{\underset{\displaystyle H}{|}}{\overset{\overset{\displaystyle OH}{|}}{C}}\text{-}H
$$

(2) 缩醛反应　在干燥氯化氢催化条件下,一分子乙醛和一分子甲醇发生加成反应,生成半缩醛。半缩醛分子中新生成的羟基称为半缩醛羟基。

$$
CH_3\text{-}\overset{\overset{\displaystyle O}{\|}}{C}\text{-}H + CH_3OH \xrightarrow{\text{干燥 HCl}} CH_3\text{-}\underset{\underset{\displaystyle OCH_3}{|}}{\overset{\overset{\displaystyle OH}{|}}{C}}\text{-}H
$$

半缩醛一般不稳定。因为半缩醛羟基很活泼,继续与另一分子甲醇作用,脱去一分子水生成稳定的二甲醇缩乙醛。

$$
CH_3\text{-}\underset{\underset{\displaystyle OCH_3}{|}}{\overset{\overset{\displaystyle OH}{|}}{C}}\text{-}H + CH_3OH \xrightarrow{\text{干燥 HCl}} CH_3\text{-}\underset{\underset{\displaystyle OCH_3}{|}}{\overset{\overset{\displaystyle OCH_3}{|}}{C}}\text{-}H + H_2O
$$

缩醛是具有花果香味的液体,性质与醚相似。缩醛在碱性溶液中比较稳定,而在稀酸性溶液中易水解为原来的醛和醇。

(3) 与希夫试剂的反应　希夫(Schiff)试剂又称品红亚硫酸试剂。品红是一种红色染料,将二氧化硫通入品红水溶液中,品红的红色褪去,得到的无色溶液称为品红亚硫酸试剂。

乙醛与希夫试剂作用呈现紫红色,此反应可用于乙醛和其他醛的检验。

(4) 氧化反应　乙醛具有较强的还原性,不仅能被 $KMnO_4$ 等强氧化剂氧化,也能被许多弱氧化剂氧化。常见的弱氧化剂有托伦试剂,斐林试剂等。

① 与托伦试剂的反应。乙醛与托伦试剂反应,被氧化为乙酸,而将托伦试剂中的银离子还原成金属银,附着在器壁上形成明亮的银镜,又称为银镜反应。

$$
CH_3CHO+2[Ag(NH_3)_2]OH \xrightarrow{\triangle} CH_3COONH_4+2Ag\downarrow +3NH_3+H_2O
$$

② 与斐林试剂的反应。乙醛与斐林试剂反应,也被氧化为乙酸,斐林试剂中的 Cu^{2+} 则被还原为砖红色氧化亚铜沉淀。

$$CH_3CHO+2Cu^{2+}+5OH^- \xrightarrow{\triangle} CH_3COO^-+Cu_2O\downarrow+3H_2O$$

实践活动

乙醛与希夫试剂的反应

自主实验,探究乙醛与希夫试剂发生显色反应的现象。

取 2 支试管,加入希夫试剂 1 mL,再向其中 1 支试管中滴入乙醛 2 滴,另 1 支试管中滴入丙酮 2 滴,振荡后,观察现象,将结果列于表 8-1 中。

表 8-1 乙醛与希夫试剂的反应实验记录

探究步骤	实验现象	解释或结论
(1)		
(2)		

银 镜 反 应

互助配合,通过实验探究乙醛与托伦试剂发生氧化反应的现象。

乙醛的
银镜反应

1. 在 1 支大试管中,加入 0.1 mol/L $AgNO_3$ 溶液 1 mL,逐滴滴入 6 mol/L 氨水,至沉淀刚好溶解为止,得到无色透明溶液即为托伦试剂。注意观察溶液中发生的变化。

2. 将配制好的托伦试剂分装于 2 支试管中,向其中的 1 支试管中滴入乙醛 2 滴,另 1 支试管中滴入丙酮 2 滴,振荡后,置于热水浴中加热几分钟,观察现象,将结果列于表 8-2 中。

表 8-2 银镜反应实验记录

探究步骤	实验现象	解释或结论
(1)		
(2)	试管 1:	
	试管 2:	

与斐林试剂的反应

互助配合,通过实验探究乙醛与斐林试剂发生氧化反应的现象。

乙醛与新
制氢氧化
铜反应

1. 在 1 支大试管中加入斐林试剂甲(硫酸铜)和斐林试剂乙(氢氧化钠)各 1 mL,振荡,得到斐林试剂。注意观察溶液中的变化。

2. 将配制好的斐林试剂分装于 2 支试管中,向其中的 1 支试管中滴入乙醛 2 滴,另 1 支试管中滴入丙酮 2 滴,振荡后,置于热水浴中加热几分钟,观察现象,将结果列于表 8-3 中。

表 8-3 与斐林试剂的反应实验记录

探究步骤	实验现象	解释或结论
(1)		
(2)	试管 1:	
	试管 2:	

（二）丙酮

1. 丙酮的结构

从结构上来看，丙酮可以看作两个甲基与一个羰基连接而成的化合物（图8-3和图8-4）。

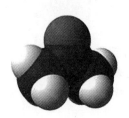
图8-3 丙酮比例模型

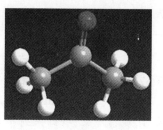
图8-4 丙酮球棒模型

2. 丙酮的物理性质

丙酮是无色、易燃、易挥发的液体，沸点为56 ℃，是常用的有机溶剂，能溶解油脂、树脂、蜡和橡胶等许多物质。

3. 丙酮的化学性质

丙酮的化学性质不如乙醛活泼，可以发生加成反应等，但不能与希夫试剂发生显色反应，也不能与托伦试剂、斐林试剂发生氧化反应。例如，丙酮催化加氢后，被还原为异丙醇。

$$CH_3-\overset{\overset{\displaystyle O}{\|}}{C}-CH_3 + H_2 \xrightarrow{Ni} CH_3-\overset{\overset{\displaystyle OH}{|}}{\underset{\underset{\displaystyle H}{|}}{C}}-CH_3$$

4. 丙酮的检测

检查尿液中是否含有丙酮的方法是向尿液中滴加亚硝酰铁氰化钠（$Na_2[Fe(CN)_5NO]$）溶液和氢氧化钠溶液，如果显鲜红色，则证明有丙酮存在。

第二节 醛 和 酮

醛和酮

知识点/考点

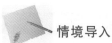
学习目标

1. 掌握醛和酮的结构特点化学性质及其相关反应。

2. 熟悉醛和酮的物理性质。

3. 了解醛和酮在医学上的应用。

情境导入

小黄在一个小型服装厂当工人（图8-5）。3个月前，小黄逐渐感到喉咙沙哑，声音变粗，有时会呼吸困难，眼睛总是红红的。小黄和工友都认为是长期加班干活导致的，也可能是由于在服装厂，空气中会有很多毛絮被吸进了喉咙和气管，也就没理会。1 个月前，小黄开始咳嗽不止、咳痰、胸闷、呼吸困难。小黄自认为是重感冒，到了当地的小医院看病。医生检查发现他的双肺可闻及湿性啰音。胸透 X 射线时肺部纹理实质化，为散布的点状小斑点，中度低氧血症。诊断为急性支气管肺炎。治疗了一周后，症状有所改善。小黄坚持回厂上班，于是办理了出院手续回去工作。1 周前，小黄又开始咳嗽不止、咳痰，还恶心、头晕目眩、喉咙感觉有异物，出现呼吸困难。被工友送到医院诊治。医生经过详细询问和检查后，诊断为甲醛中毒。

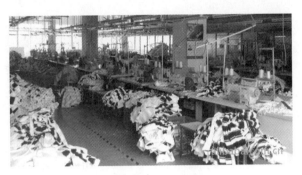

图 8-5　服装厂车间

医生解释说，服装的面料生产，为了达到防皱、防缩、阻燃等作用，或为了保持印花、染色的耐久性，或为了改善手感，就需在助剂中添加甲醛。目前用甲醛作为印染助剂比较常见的是纯棉纺织品，因为纯棉纺织品容易起皱，使用含甲醛的助剂能提高棉布的硬挺度。小黄就是长期在这种通风较差、防护设施不完善的工厂工作，大量吸入粉尘和甲醛气体，导致急性支气管肺炎和甲醛中毒。

（一）醛和酮和结构

醛和酮都是分子中含有羰基（碳氧双键）的化合物，羰基与一个氢原子结合成的基团称为醛基（—CHO），醛基与烃基相连的化合物称为醛；羰基与两个烃基相连的化合物称为酮。它们的结构通式为

醛：(Ar) R—CO—H　　　　　　—CHO　醛基，醛的官能团

酮：(Ar) R—CO—R′(Ar′)　　　—CO—　酮基或羰基，酮的官能团

（二）醛和酮的分类

根据醛、酮结构的不同，可将醛、酮分成不同类型，如表 8-4 所示。按照烃基结构不同分为脂肪醛、酮和芳香醛、酮；按照羰基数目不同分为一元醛、酮和多元醛、酮。

（三）醛和酮的命名

1. 脂肪醛、酮的命名

选择包含羰基的最长碳链为主链，从靠近羰基的一端开始，依次标明碳原子的位次。在醛分子中，醛基总是处于第一位，命名时可不标明。酮分子中羰基的位次（除丙酮、丁酮外）必须标明。例如：

表 8-4　醛和酮的分类

分类依据	类型	结构式	名称
烃基的种类	脂肪醛	CH_3CHO	乙醛
	脂肪酮	CH_3OCH_3	丙酮
	芳香醛	⬡—CHO	苯甲醛
	芳香酮	⬡—$COCH_3$	苯乙酮
羰基的数目	一元醛	$HCHO$	甲醛
	一元酮	⬠=O	环戊酮
	多元醛	$OHC—CHO$	乙二醛
	多元酮	$CH_3-\overset{O}{\overset{\|}{C}}-CH_2-\overset{O}{\overset{\|}{C}}-CH_3$	2,4-戊二酮

$$\overset{5}{C}H_3\overset{4}{C}H_2\overset{3}{C}H\overset{2}{C}H_2\overset{1}{C}HO$$
$$\underset{CH_3}{|}$$
3-甲基戊醛

$$\overset{5}{C}H_3-\overset{4}{C}H_2-\overset{3}{C}H_2-\overset{2}{\underset{\overset{\|}{O}}{C}}-\overset{1}{C}H_3$$
2-戊酮

$$\overset{5}{C}H_3-\overset{4}{C}H_2-\overset{3}{\underset{\overset{\|}{O}}{C}}-\overset{2}{C}H_2-\overset{1}{C}H_3$$
3-戊酮

2. 芳香醛、酮的命名

一般以脂肪醛、酮作为母体,把芳香烃基作为取代基,"基"字可省略。例如:

$$CH_3-CH-CHO$$

2-苯丙醛

$$⬡-\overset{O}{\overset{\|}{C}}-CH_3$$

苯乙酮

（四）醛和酮的物理性质

常温下,甲醛为气态;十二个碳原子以下的醛、酮均为液态;高级的醛、酮则为固态。低级醛、酮溶于水,大多数醛、酮微溶或不溶于水,而溶于有机溶剂。低级醛常常有刺鼻的气味,中级醛有花果香;低级酮有清爽味,中级酮也有香味。

（五）化学性质

1. 加氢反应

在催化剂铂(Pt)、镍(Ni)的存在条件下加氢,醛、酮分子中的羰基可还原为相应的醇羟基。

$$\underset{\text{R}—\overset{\overset{\text{O}}{\|}}{\text{C}}—\text{H(R}')}{} + \text{H}_2 \xrightarrow{\text{Ni}} \underset{\text{R}—\overset{\overset{\text{OH}}{|}}{\underset{|}{\text{C}}}—\text{H(R}')}{\underset{\text{H}}{}}$$

在有机化学中,加氢的反应属于还原反应。醛、酮加氢后,醛被还原为伯醇、酮被还原为仲醇。

2. 氧化反应

醛和酮最明显的区别是对氧化剂的敏感性,醛具有较强的还原能力,能被弱氧化剂氧化,而酮不能。常用的弱氧化剂为托伦试剂、斐林试剂等。

(1)银镜反应　醛与托伦试剂反应时,醛本身被氧化为羧酸,而将托伦试剂中的银离子(Ag^+)被还原成金属银,附着在器壁上形成明亮的银镜,故称为银镜反应。

$$\text{RCHO} + 2[\text{Ag(NH}_3)_2]\text{OH} \xrightarrow{\triangle} \text{RCOONH}_4 + 2\text{Ag}\downarrow + 3\text{NH}_3 + \text{H}_2\text{O}$$

在同样的条件下,酮不发生反应,因此,可以利用这个反应来鉴别醛和酮。

(2)与斐林试剂的反应　醛与斐林试剂反应,醛被氧化为羧酸,而斐林试剂中的氢氧化铜($Cu(OH)_2$)则被还原为砖红色氧化亚铜(Cu_2O)沉淀。

$$\text{RCHO} + 2\text{Cu(OH)}_2 \xrightarrow{\triangle} \text{RCOOH} + \text{Cu}_2\text{O}\downarrow + 2\text{H}_2\text{O}$$

斐林试剂只能使脂肪醛氧化,而不能使芳香醛氧化,所以又可以用斐林试剂区别脂肪醛和芳香醛。

3. 与希夫试剂的显色反应

希夫试剂与醛反应显色灵敏,常用来鉴别醛的存在。酮无此反应。

知识拓展

医药中常见的醛和酮

(1)甲醛　甲醛俗称蚁醛,在常温下是无色、有特殊刺激性气味的气体,沸点为 $-21\ ℃$,易燃,与空气混合后遇火爆炸,爆炸范围为 7% ~77%(体积分数)。

甲醛易溶于水,它的 37% ~40% 水溶液(常含 8% 甲醇作稳定剂)称为"福尔马林"。常用作消毒剂和防腐剂。原因是甲醛溶液能使蛋白质变性,致使细菌死亡,因而有消毒、防腐作用。

甲醛能和蛋白质的氨基结合,使蛋白质变性,扰乱人体细胞的代谢,对细胞具有极大的破坏作用,强烈刺激和损伤人的皮肤、呼吸和消化器官黏膜、中枢神经系统,尤其是视觉器官、支气管和肺部,会导致肺水肿、肝肾充血及血管周围水肿,甚至肾衰竭,是致癌物。

食入含有甲醛的食品会直接产生中毒反应,轻者头晕、咳嗽、呕吐、上腹疼痛,重者会出现昏迷。一次食入甲醛 10 ~20 mL 可致死。

甲醛是一种良好的固定剂,它能使组织收缩较少,减少组织损伤,保存固有物质,使组织结构固定均匀,穿透力强;还能使组织硬化,增进组织弹性,有利于制作切片等。

甲醛与氨作用,得六亚甲基四胺,俗称乌洛托品(urotropine)。

$$6HCHO + 4NH_3 \rightleftharpoons \text{（结构式）} + 6H_2O$$

六亚甲基四胺（乌洛托品）

乌洛托品是溶于水的无色晶体，熔点为 263 ℃，具有甜味。在医药上用作利尿剂和尿道杀菌剂。

（2）戊二醛　戊二醛是略带刺激性气味的淡黄色透明液体，沸点为 71～72 ℃（1.33 kPa），溶于热水、乙醇、氯仿、冰醋酸和乙醚。戊二醛的结构是

$$\underset{\|}{\overset{O}{H-C}}-CH_2CH_2CH_2-\underset{\|}{\overset{O}{C-H}}$$

戊二醛被誉为继甲醛和环氧乙烷之后化学消毒灭菌剂发展史上的第三个里程碑。戊二醛属于高效消毒剂，具有广谱、高效、低毒、对金属腐蚀性小、受有机物影响小、稳定性好等特点。适用于医疗器械和耐湿忌热的精密仪器的消毒与灭菌。其灭菌浓度为 2%，市售戊二醛主要有 2% 碱性戊二醛和 2% 强化酸性戊二醛两种。

用戊二醛消毒也有不足之处，一是灭菌时间长，灭菌一般要达到十个小时；二是戊二醛有一定的毒性，可引起支气管炎及肺水肿，所以灭菌后的医疗器械需用蒸馏水充分冲洗后才能使用。

（3）水合氯醛　三氯乙醛与水结合生成水合三氯乙醛，简称水合氯醛。水合氯醛是无色晶体，有刺激性气味，味略苦，易溶于水、乙醚及乙醇。其 10% 的水溶液在临床上作为长时间作用的催眠药，用于治疗失眠、烦躁不安及惊厥。它使用安全，不易引起蓄积中毒，但对胃有一定的刺激性。

（4）麝香酮　3-甲基环十五碳酮俗称麝香酮，是名贵香料麝香（图8-6）的有效成分，《本草纲目》中把麝香列为上品药。麝香是雄麝香囊中的分泌物，有强烈的香味，具有芳香开窍、兴奋神经、活血通瘀等作用，也可外用于镇痛消肿。

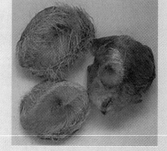

图8-6　麝香

请收集含有醛或酮的药物的标签，了解其作用，并查阅资料，就醛和酮在药物学中的应用写成一篇小论文，与同学进行交流。

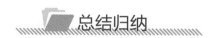

总结归纳

表8-5总结比较了醛和酮的结构和性质。

表 8-5　醛和酮的结构和性质比较

项目 种类	结构通式	官能团	重要代表物	主要性质	鉴别所用试剂
醛	R—CHO	—CHO 醛基	乙醛	（1）催化加氢 （2）还原性 （3）显色反应	（1）托伦试剂 （2）斐林试剂
酮	R—CO—R	—CO— 酮基	丙酮	催化加氢	亚硝酰铁氰化钠

目标检测

一、单项选择题

1. 斐林试剂的主要成分是（　　）。

A. $CuSO_4$　　　　　　B. $Cu(OH)_2$　　　　　C. CuO　　　　　D. Cu_2O

2. 检验尿液中是否含有丙酮，可以选用（　　）。

A. 亚硝酰铁氰化钠的氢氧化钠溶液　　　　B. 三氯化铁溶液

C. 托伦试剂　　　　　　　　　　　　　D. 斐林试剂

3. 乙醛与（　　）反应，显紫红色。

A. $CuSO_4/NaOH$　　　　　　　　　　B. 品红亚硫酸试剂

C. $FeCl_3$　　　　　　　　　　　　　D. $AgNO_3$

4. 福尔马林是常用的消毒防腐剂，其主要成分是（　　）。

A. 甲醇　　　　　　　B. 甲酸　　　　　　C. 甲醛　　　　　D. 甲酚

5. 可用托伦试剂进行鉴别的是（　　）。

A. 甲醛和乙醛　　　　　　　　　　　　B. 乙醛和丙酮

C. 丙酮和丁酮　　　　　　　　　　　　D. 丙酮和乙醇

二、填空题

1. 醛具有＿＿＿＿＿＿＿性，能与＿＿＿＿＿＿＿反应生成银镜。

2. 醛和酮最明显的区别是对＿＿＿＿＿的敏感性，醛具有较强的＿＿＿＿，能被弱氧化剂氧化，而酮不能。常用的弱氧化剂为＿＿＿＿＿和＿＿＿＿＿等。

3. 在有机化学中，加氢的反应属于＿＿＿＿＿＿反应。醛、酮加氢后，醛被＿＿＿＿＿为＿＿＿＿＿、酮被＿＿＿＿＿为＿＿＿＿＿。

三、请完成下列各反应式

（1）$CH_3—\overset{O}{\overset{\|}{C}}—CH_3 + H_2 \xrightarrow{Ni}$

（2）$CH_3—CHO + [Ag(NH_3)_2]OH \xrightarrow{\triangle}$

（3）$CH_3 \!-\! \underset{\underset{CH_3}{|}}{CH} \!-\! CHO + Cu(OH)_2 \xrightarrow{\Delta}$

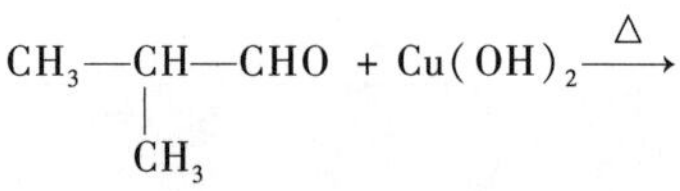

四、简答题

1. 请写出下列各物质的结构。

（1）甲醛　　（2）乙醛　　（3）苯甲醛　　（4）丙酮　　（5）戊二醛

2. 请用系统命名法命名下列化合物。

（1）$CH_3 \!-\! \underset{\underset{CH_2CH_3}{|}}{CH} \!-\! CH_2 \!-\! CHO$

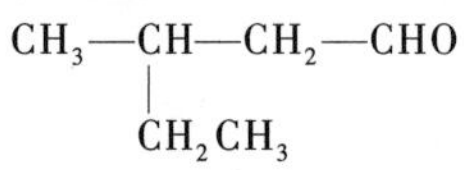

（2）$CH_3 \!-\! \overset{\overset{O}{\|}}{C} \!-\! CH_2 \!-\! CH_2 \!-\! CH_3$

（3）$CH_3 \!-\! \underset{\underset{CH_3}{|}}{\overset{\overset{CH_3}{|}}{C}} \!-\! CH_2 \!-\! \overset{\overset{O}{\|}}{C} \!-\! CH_3$

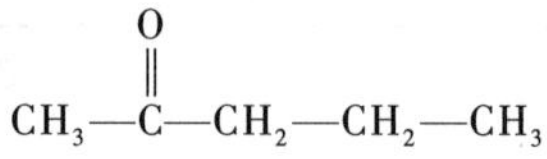

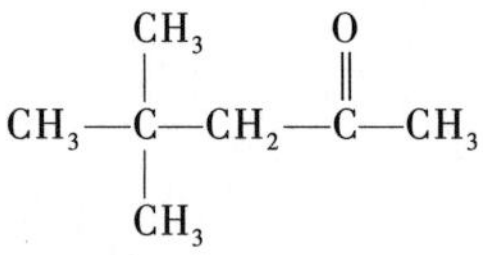

（4）

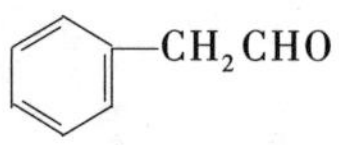

（5）

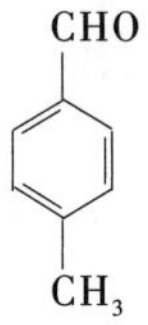

（6）

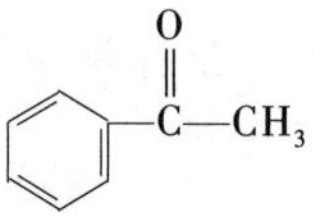

练习与拓展　　学习小结　　参考答案

第九单元　羧酸和取代羧酸

第一节　羧　　酸

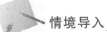**学习目标**

1. 掌握羧酸的定义,官能团和主要性质。
2. 熟悉羧酸的俗称和系统命名法。
3. 了解羧酸在医药上的应用。

情境导入

　　生活中,食用醋(图9-1)是一种酸味液态调味品,适量用于烹饪,可以增加菜品的鲜美,提高食欲。学生小周就时常嚷嚷,要求妈妈做糖醋鱼、醋熘白菜和捞汁木耳等。有一天,小周的妈妈突然问:你知道醋的主要成分是什么? 除了用作调味品,有没有营养价值? 妈妈听说,醋还有药用,你帮助妈妈查查醋的主要成分、营养价值和医药作用(图9-2)。小周欣然去查询,并从中学到了知识。

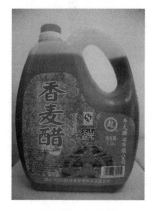

图9-1　食用醋

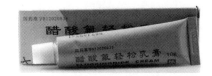

图9-2　醋酸药物

(一)乙酸结构特点

　　从结构上看,乙酸是甲烷分子中的一个氢原子被羧基$\left(\overset{\text{O}}{\underset{}{\overset{\|}{-\text{C}}}-\text{OH},\text{简写为}-\text{COOH}\right)$取代的产物(图9-3 和图9-4),它的结构式为 $CH_3\overset{\text{O}}{\overset{\|}{C}}OH$ 或 CH_3COOH。

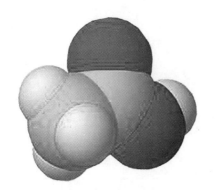

图 9-3   乙酸比例模型

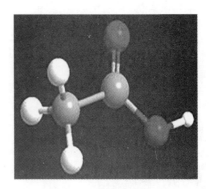

图 9-4   乙酸球棒模型

（二）乙酸物理性质

乙酸俗称醋酸、冰醋酸，是食醋的主要成分，普通的食醋中含有 3% ~ 5% 的乙酸。乙酸是无色、透明、有强烈刺激性气味的无色液体，沸点为 117.9 ℃，熔点为 16.6 ℃。当温度低于熔点时，乙酸就会凝结成冰状的晶体，所以，纯净乙酸又称冰醋酸。乙酸易溶于水和乙醇。

（三）乙酸化学性质

乙酸分子中含有羧基，其化学反应主要发生在羧基上。

1. 酸性

乙酸在水中能部分解离出氢离子，具有酸的通性，能使紫色石蕊试液变成红色。

$$
\underset{\text{乙酸}}{CH_3-\overset{\overset{\displaystyle O}{\|}}{C}-OH} \rightleftharpoons \underset{\text{乙酸根}}{CH_3-\overset{\overset{\displaystyle O}{\|}}{C}-O^-} + H^+
$$

乙酸的酸性比盐酸、硫酸等无机酸弱，比碳酸强。因此，乙酸能与碱发生中和反应，生成盐和水，还能与碳酸钠、碳酸氢钠等发生反应。

$$
CH_3COOH + NaOH \longrightarrow \underset{\text{乙酸钠}}{CH_3COONa} + H_2O
$$

$$
CH_3COOH + NaHCO_3 \longrightarrow CH_3COONa + CO_2\uparrow + H_2O
$$

2. 酯化反应

在浓硫酸的作用下，羧酸和醇反应生成酯和水，该反应称为酯化反应。

$$
CH_3-\overset{\overset{\displaystyle O}{\|}}{C}-OH + HOCH_2CH_3 \underset{\triangle}{\overset{\text{浓 } H_2SO_4}{\rightleftharpoons}} \underset{\text{乙酸乙酯}}{CH_3-\overset{\overset{\displaystyle O}{\|}}{C}-O-CH_2CH_3} + H_2O
$$

低级酯为无色液体，存在于各种水果和花草中，具有芳香气味。例如，乙酸乙酯有苹果香味，苯甲酸甲酯有茉莉香味等。酒密封储存的时间越长，口感越好，就是因为在储存过程中生成了有香味的酯。现在，可以通过人工合成各种酯，用作饮料、糖果、香水和化妆品的香料。高级酯为蜡状固体，有的具有难闻气味。

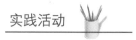

乙酸和石蕊反应

酸　性

在干燥的试管中加入约 3 mL 乙酸，滴入两滴石蕊试液，观察现象。

另取一支洁净试管，加入少量的无水碳酸钠，再滴入数滴 1 mol/L 醋酸，观察现象（图 9-5）。

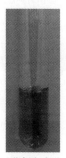 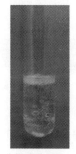

乙酸与碳酸钠反应

石蕊颜色变化　　乙酸与碳酸氢钠反应

图 9-5　乙酸酸性反应实验现象

实验结果表明：乙酸具有酸性，其酸性比碳酸强。

酯化反应

在一支大试管中加入 5 mL 乙醇，然后边振荡试管边慢慢加入 3 mL 浓硫酸和 3 mL 乙酸，按照图 9-6 连接装置，用酒精灯慢慢加热，将产生的蒸气经导管通入到饱和碳酸钠溶液的液面上，观察实验现象。

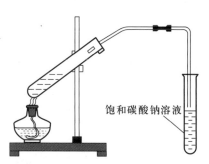

酯化反应

饱和碳酸钠溶液

图 9-6　生成乙酸乙酯的装置

实验结果表明，在饱和碳酸钠溶液的液面上，可以看到有透明的不溶于水的油状液体——乙酸乙酯产生，并且能闻到香味。

 ## 醋酸和药

醋酸可用作医药原料，合成原料药。例如，对乙酰氨基酚就是由醋酸和对氨基苯酚合成的。醋酸也可作为溶剂或用于调节酸度。例如，用于维生素或抗生素类原料药的生产。

醋酸钙可用于预防和治疗钙缺乏症,如骨质疏松、手足抽搐、骨发育不全、佝偻病以及儿童、妊娠和哺乳期妇女、绝经期妇女、老年人钙的补充。

(四) 羧酸

1. 羧酸的结构及分类

(1) 羧酸的结构　脂肪烃、脂环烃或芳香烃上的氢原子被羧基取代后的产物,称为羧酸。可用(Ar)R—COOH 结构通式表示。羧基(—COOH)是羧酸的官能团,由羰基和羟基相连而成。

(2) 羧酸的分类　根据分子中羧基的数目,羧酸可分为一元酸和多元酸(表9-1)。

表 9-1　根据羧酸分子中羧基数目分类

类别	概念	举例	
一元羧酸	分子中只含有一个羧基的羧酸	CH_3COOH	乙酸(一元羧酸)
多元羧酸	分子中含有两个或两个以上羧基的羧酸	$\begin{matrix} COOH \\ \vert \\ COOH \end{matrix}$	乙二酸(二元羧酸)

根据羧基所连烃基种类将羧酸分成脂肪酸、脂环酸和芳香酸(表9-2)。

表 9-2　根据羧基所连烃基的种类分类

类别	概念	举例	
脂肪酸	脂肪烃基和羧基相连的羧酸	CH_3CH_2COOH	丙酸
脂环酸	脂环烃基和羧基相连的羧酸	⬠—COOH	环戊甲酸
芳香酸	芳香烃基和羧基相连的羧酸	⬡—COOH	苯甲酸

2. 羧酸的命名

羧酸的命名常用俗名或系统命名法。

(1) 俗名　俗名通常是按来源而得。例如,甲酸是干馏蚂蚁得到,故名蚁酸;乙酸在酿醋中得到,故名醋酸;草中含有乙二酸,故名草酸;苯甲酸在安息香树胶中得到,故名安息香酸;丁二酸是蒸馏琥珀(松脂的化石)得到,故名琥珀酸;许多高级一元酸来自脂肪水解的产物,故名高级脂肪酸。

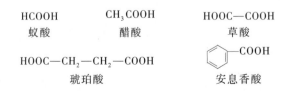

HCOOH　　　　　　CH_3COOH　　　　　HOOC—COOH
　蚁酸　　　　　　　　醋酸　　　　　　　　草酸

HOOC—CH$_2$—CH$_2$—COOH　　　　　⬡—COOH
　　　琥珀酸　　　　　　　　　　　　安息香酸

（2）系统命名法。

① 选主链：选择含有羧基的最长碳链作为主链，按主链上碳原子的数目称为"某酸"。

② 编号：从羧基碳开始，用阿拉伯数字依次给主链碳原子编号。习惯上也可用希腊字母 α、β、γ 等。

③ 定名称：把支链作为取代基，并按取代基从小到大的顺序，将取代基的位次、数目、名称依次写在某酸的前面，阿拉伯数字（希腊字母）与汉字之间用半字线隔开。例如：

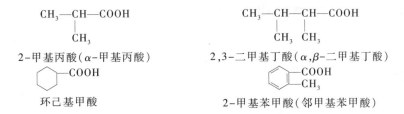

知识拓展

医药中常见的羧酸

（1）甲酸（HCOOH）　俗称蚁酸，存在于蚁类、蜂类等昆虫分泌物中。甲酸是无色、有刺激性气味的液体，可与水混溶。甲酸具有羧酸和醛的性质，具有还原性，腐蚀性也很强，被蚂蚁和蜂类蜇伤后引起的皮肤红肿和疼痛，就是甲酸引起，用稀氨水涂敷可以止疼。

（2）乙酸（CH_3COOH）　俗称醋酸，具有抗菌作用，在医药上用作消毒防腐剂。0.5%～2%的乙酸溶液可用于洗涤烫伤创面；30%的乙酸溶液外擦可治疗脚气和鸡眼等。

（3）乙二酸（HOOC—COOH）　俗称草酸，最简单的二元酸，通常以盐的形式存在于草本植物中。草酸有还原性，易被高锰酸钾氧化。草酸可以发生脱去羧基生成甲酸和二氧化碳的反应（脱羧反应）。人体新陈代谢过程中的脱羧反应是在脱羧酶的催化作用下完成，它是一类非常重要的生物化学反应。草酸可以作为媒染剂用于印染工业，还可用于除去铁锈和蓝墨水污迹。

（4）丁二酸（$HOOC—CH_2—CH_2—COOH$）　俗称琥珀酸，是无色结晶，溶于水，微溶于乙醇、乙醚和丙酮等有机溶剂。琥珀酸是人体内糖代谢的中间产物，在医药上有解痉挛、祛痰和利尿等作用。

（5）苯甲酸（C_6H_5COOH）　俗称安息香酸，最简单的芳香酸，是白色鳞片状或针状晶体，微溶于冷水，易溶于热水、乙醇和乙醚，能升华（可用于苯甲酸的精制），熔点为 122 ℃。苯甲酸具有杀菌防腐作用，不仅可用于治疗真菌感染引起的疥疮和癣症，苯甲酸及其钠盐还常用作食品、饮料和药物制剂的防腐剂。

羟基酸和酮酸

知识点/考点

第二节　羟基酸和酮酸

学习目标

1. 掌握取代羧酸的定义和主要性质。
2. 熟悉取代羧酸的俗称和系统命名法。
3. 了解羟基酸和酮酸在医药上的应用。

情境导入

糖尿病患者马明,最近一周突然出现厌食、乏力、呼吸深长、脉搏快,并伴有不明原因的呕吐、腹部疼痛,头痛、烦躁和嗜睡等症状。接近他时还能闻到呼吸中有类似烂苹果的味道。于是同事劝他赶紧去医院就诊。医生听完马明的叙述当即为他开出了是否有酸中毒的尿液和血液两项生化检验。检测结果如下:① 血 pH < 7.1,CO_2CP < 10 mmol/L;② 血糖 > 33.3 mmol/L,伴有血浆高渗现象;③ 血尿素氮增高。马明不懂什么是酸中毒,更不知道引起酸中毒的原因。相信通过下面的学习你会告诉马明相关的酸中毒知识。

分子中除了含有羧基还有其他官能团的有机物,称为具有复合官能团的羧酸,也称取代羧酸,如羟基酸、酮酸和氨基酸等。

(一) 羟基酸

1. 羟基酸的结构

羟基酸是一类分子中既有羟基又有羧基的化合物。广泛存在于动、植物体内,有的羟基酸对生命体的生命活动具有重要作用,有的是药物合成的重要原料,有的可作为食品调味剂。

2. 重要的羟基酸

(1) 乳酸$\left(\begin{array}{c}CH_3-CH-COOH\\ |\\ OH\end{array}\right)$ 最初是从牛乳中发现的,故名乳酸。乳酸也存在于动物的肌肉中。人在剧烈活动时急需大量能量,通过糖释放能量的同时,糖分解的产物是乳酸。肌肉中乳酸含量增加,就会感到肌肉酸痛。休息后,肌肉中的乳酸通过血液循环至肝内转化为糖、水和二氧化碳,疼痛感消失。因此,乳酸是人体糖代谢的中间产物。

乳酸为无色或淡黄色黏稠液体,熔点为 18 ℃,无臭、有酸味,由于羟基对羧基的影响,其酸性比丙酸强。有较强的吸湿性,能溶于水、乙醇等。乳酸具有防腐、消毒作用。乳酸钠可用于纠正酸中毒,乳酸钙是治疗佝偻病等缺钙症的药物。

(2) 柠檬酸$\left(\begin{array}{c}OH\\ |\\ HOOC-CH_2-C-CH_2-COOH\\ |\\ COOH\end{array}\right)$ 又名枸橼酸,主要存在于柠檬、柑橘、山

楂等果实中,柠檬(图9-7)中含量最多,故名柠檬酸。柠檬酸为透明结晶,无水柠檬酸熔点为153 ℃,易溶于水、乙醇等,有较强的酸味。可用来配制汽水和酸性饮料,是糖果的调味剂。柠檬酸是人体三羧循环的起始物,为糖、脂肪和蛋白质代谢的中间产物。医药上,柠檬酸钠用作抗凝血剂,柠檬酸铁铵常用作补血药,柠檬酸钾用作祛痰剂,柠檬酸镁是温和的泻剂。

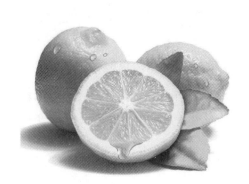

图9-7　柠檬

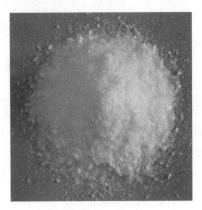

图9-8　水杨酸

（3）水杨酸$\left(\begin{array}{c}\text{COOH}\\\text{OH}\end{array}\right)$又名柳酸,主要存在于水杨树、柳树等植物中。水杨酸(图9-8)是白色针状结晶,熔点为159 ℃,微溶于水、易溶于乙醇等。水杨酸属于酚酸,具有酚和羧酸的性质。例如,水溶液呈酸性,能生成盐、生成酯;遇三氯化铁试液发生显色反应,呈现紫色;在空气中易氧化;79 ℃时升华,加热易发生脱羧反应生成苯酚。

水杨酸的药用

水杨酸具有清热和杀菌作用,是一种外用杀菌剂和防腐剂(图9-9),其酒精溶液可用于治疗某些真菌感染的皮肤病。由于水杨酸对胃肠刺激较大,所以不能直接内服。临床上是用水杨酸的衍生物作为内服药。例如,乙酰水杨酸(阿司匹林),是临床上常用的解热镇痛药,有抗血栓形成和抗风湿作用。

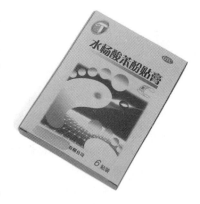

图9-9　水杨酸类药物

（二）酮酸

1. 酮酸的结构

酮酸是一类分子中既有酮基又有羧基的化合物。在生物体内,酮酸是由相应的羟基酸氧化得到。α-酮酸和β-酮酸是较为重要的酮酸,它们是人体内糖、脂肪和蛋白质代谢过程中的中间产物。

2. 重要的酮酸

（1）α-丙酮酸 $\left(\begin{array}{c} CH_3-C-COOH \\ \| \\ O \end{array}\right)$ 最简单的酮酸，为无色、有刺激性气味的液体，沸点为 165 ℃，易溶于水。由于羰基对羧基的影响，丙酮酸的酸性比丙酸和乳酸都强。作为糖、脂肪和蛋白质代谢过程中的中间产物，在酶的催化作用下，能够变成乙酸和乳酸、氨基酸和柠檬酸等，是一个重要的生物活性中间体。

丙酮酸及其盐，在医药领域应用很广，用于生产镇静剂、抗氧剂、抗病毒剂和合成治疗高血压的药物等。

（2）β-丁酮酸 $\left(\begin{array}{c} CH_3-C-CH_2-COOH \\ \| \\ O \end{array}\right)$ 又称乙酰乙酸，是最简单的 β-酮酸。β-丁酮酸为无色黏稠液体，酸性比醋酸强。β-丁酮酸是人体内脂肪代谢的中间产物，性质不稳定，受热易发生脱羧反应，生成丙酮和二氧化碳；在酶的催化作用下，也可被还原成 β-羟基丁酸。

$$CH_3-\underset{OH}{\underset{|}{CH}}-CH_2-COOH \xleftarrow{\text{还原酶}} CH_3-\underset{O}{\underset{\|}{C}}-CH_2-COOH \xrightarrow{\text{脱羧酶}} CH_3-\underset{O}{\underset{\|}{C}}-CH_3 + CO_2\uparrow$$
$$\beta\text{-羟基丁酸} \qquad\qquad \beta\text{-丁酮酸} \qquad\qquad\qquad 丙酮$$

酮体和糖尿病

医学上，β-丁酮酸、β-羟基丁酸和丙酮三者合称为酮体。酮体是脂肪酸在人体内不能完全被氧化生成二氧化碳和水的中间产物，正常情况下，能进一步氧化分解，因此，正常人血液中只含有微量的酮体（一般低于 0.5 mmol/L）。但是，糖尿病患者和长期饥饿的人，由于糖代谢发生障碍，导致血液中酮体含量升高，从尿液排出。酮体呈酸性，如果其酸性超过了血液的抗酸能力，就会引起酸中毒。因此，临床上检查酮体可以帮助糖尿病和酸中毒等疾病的诊断。

总结归纳

表 9-3 总结比较了羧酸、羟基酸和酮酸的结构与性质。

表 9-3　羧酸、羟基酸和酮酸的结构与性质比较

种类	结构、通式及官能团	主要化学性质
羧酸	（1）脂肪烃、脂环烃或芳香烃上的氢原子被羧基取代的产物 （2）通式：(Ar)R—COOH （3）官能团：羧基（—COOH）	（1）酸性 （2）与醇反应生成酯 （3）草酸发生脱羧反应
羟基酸	（1）分子中既有羟基又有羧基的化合物 （2）官能团：羟基（—OH） 　　　　　羧基（—COOH）	（1）乳酸的酸性大于丙酸 （2）水杨酸遇三氯化铁试液显紫色

续表

种类	结构、通式及官能团	主要化学性质
酮酸	(1) 分子中既有酮基又有羧基的化合物 (2) 官能团:酮羰基(—CO) 　　　　羧基(—COOH)	(1) 丙酮酸的酸性大于乳酸 (2) 丙酮酸脱羧氧化、还原 (3) β-丁酮酸脱羧、还原

目标检测

一、单项选择题

1. 单项下列化合物,属于芳香酸的是(　　)。

A. 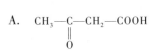环己基—COOH

B. 苯环—OH

C. 苯环—COOH

D. 苯环—CH₂OH

2. 甲酸俗称(　　)。

A. 蚁酸　　　　　B. 草酸　　　　　C. 醋酸　　　　　D. 苯酚

3. 外用治疗脚气的醋酸浓度为(　　)。

A. 10%　　　　　B. 20%　　　　　C. 30%　　　　　D. 50%

4. 下列容易发生脱羧反应的化合物是(　　)。

A. 乙醇　　　　　B. 乙酸　　　　　C. 草酸　　　　　D. 乙烯

5. 下列化合物是乳酸的是(　　)。

A. $CH_3—C—CH_2—COOH$ （下方为O）

B. 苯环 COOH OH

C. $CH_3—CH—CH_2—COOH$ （下方为OH）

D. $CH_3—CH—COOH$ （下方为OH）

6. 下列不是酮体的成分的是(　　)。

A. $CH_3—CH—COOH$ （下方为OH）

B. $CH_3—C—CH_2—COOH$ （下方为O）

C. $CH_3—CH—CH_2—COOH$ （下方为OH）

D. $CH_3—C—CH_3$ （下方为O）

二、填空题

1. 醋酸是____烷分子中的一个氢原子被_____取代后的产物,结构式书写成_____。其官能团书写成_____。

2. 在_____作用下,乙酸和_____反应生成酯和水,该反应称为_____。浓硫酸主要起_____作用,也能除去生成物中的_____。

3. 醋酸的酸性比碳酸____,可以使石蕊试液变成_____色;可以与碳酸氢钠发生反应生成

_____、_____和_____。

4. 分子中除了含有羧基还有_____的有机物,称为具有复合官能团的羧酸,也称_____。

5. 糖尿病患者和长期饥饿的人,由于_____发生障碍,导致血液中_____含量升高,从_____排出。酮体呈_____性,如果其酸性超过了血液的_____能力,就会引起酸中毒。临床上用乳酸钠纠正_____中毒。

练习与拓展　　学习小结　　参考答案

单糖

知识点/
考点

模块三
感知生命的组成物质

第十单元　糖　　类

第一节　单　　糖

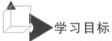学习目标

1. 掌握葡萄糖的结构特点。

2. 熟悉葡萄糖、果糖的物理和化学性质。

3. 了解核糖和脱氧核糖的结构,以及葡萄糖在医学上的意义。

　　蜂蜜的气味芳香,味道可口,是滋补、营养和保健之佳品。蜂蜜中的主要成分为葡萄糖和果糖(其中葡萄糖约为35%,果糖约为40%),都属于糖类化合物。中国是世界上最早制糖的国家之一,早期制得的糖类主要有蔗糖、麦芽糖(图10-1)。在所有的糖类中,果糖是最甜的,并不是所有的糖类都有甜味,如淀粉和纤维素都是糖类,但它们就没有甜味。

　　糖类化合物是一切生物体维持生命活动所需能量的主要来源,占人体每日所需总热量的60%~65%(图10-2)。糖类在人体内的主要存在形式是血液中的葡萄糖、肝和肌肉中的糖原及乳汁中的乳糖。人的一切生理活动,如机体的运动、血液循环、肺的呼吸、心脏跳动、消化吸收和排泄等均需热能。在正常生理条件下,糖类通过代谢产生热能,来维持体温的恒定。

　　糖类旧称碳水化合物,由于最先发现的这类化合物均由 C、H、O 三种元素组成,并且分子中氢原子和氧原子个数之比恰好是 2:1,可以用通式 $C_n(H_2O)_m$ 来表示,就把它们看成是碳和水的化合物。

　　从化学结构上看,糖类是多羟基醛或多羟基酮及它们的脱水缩合物。根据能否水解及水解的产物不同,糖类一般可以分为单糖、寡糖和多糖。

　　单糖是指不能水解的糖类。例如,葡萄糖、果糖和核糖。

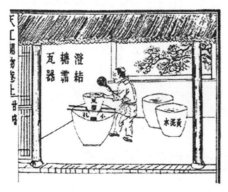

图 10-1　蔗糖黄泥脱色(《天工开物》)

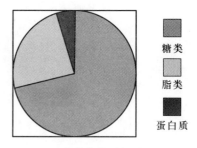

糖类

脂类

蛋白质

图 10-2　三类营养物质提供能量比例图

寡糖(或称低聚糖)是指水解后生成 2～10 个单糖分子的糖类。二糖指的是能水解产生 2 分子单糖的糖类,如蔗糖、乳糖等。

多糖是指水解后生成 10 个以上单糖分子的糖类。例如,淀粉、纤维素和糖原等。

 情境导入

　　王女士,69 岁,糖尿病患者。一天,王女士因感冒输液,发生胃肠反应,晚饭吃得不多,饭后还呕吐了不少,家人立即将她送医院。医生接诊后,急检,血糖浓度为 1.6 mmol/L,静脉推注 50% 葡萄糖注射液 20 mL。吸氧,上心电监护。护理等级 1 级。两小时后,老人渐渐苏醒。

　　糖尿病患者,为了补充人体正常生理功能和新陈代谢所需要的糖类,食物供给很重要。王女士由于晚餐吃得少,还呕吐出不少,葡萄糖补充不足,加上感冒,机体耗能增加,产生了急性低血糖,即血糖浓度低于 2.77 mmol/L(50 mg/dL)。

(一) 单糖的结构

1. 葡萄糖

葡萄糖分子式为 $C_6H_{12}O_6$,属于己醛糖(图 10-3)。

葡萄糖　　　　　　　　α-葡萄糖　　　　　　　　β-葡萄糖

在葡萄糖的水溶液中,只有极少数的葡萄糖以开链式结构存在,大多数葡萄糖都是以环状结构存在。这是由于葡萄糖分子中既含有醛基又含有羟基,两者可以发生加成反应,形成环状结构。可以看作是 C_5 上的羟基与醛基加成,形成六元环状结构。组成环的原子中除了碳原子外,还含有一个氧原子,这种结构称为氧环式结构。葡萄糖有两种环状结构,分别记为 α-葡萄糖和 β-葡萄糖。

2. 果糖

果糖与葡萄糖互为同分异构体,分子式为 $C_6H_{12}O_6$,属于己酮糖(图 10-4)。

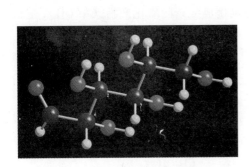

图 10-3　葡萄糖分子的球棒模型

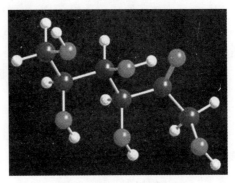

图 10-4　果糖分子的球棒模型

由于果糖分子中与酮基相邻的碳原子上都有羟基,致使酮基的活泼性提高。实验证明,游离态果糖以六元环结构存在,而结合态果糖则是以五元环的结构存在。

在果糖的水溶液中,五元环和六元环的结构形式同时存在,20 ℃时水溶液中,大约有20%的果糖是以六元环存在。果糖的开链式和环状结构如下:

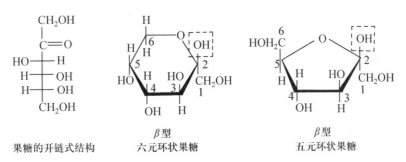

果糖的开链式结构　　　　　β型六元环状果糖　　　　　β型五元环状果糖

3. 核糖和脱氧核糖

核糖和脱氧核糖在生物体内具有十分重要的作用,核糖是构成核糖核酸(RNA)的主要成分,脱氧核糖是构成脱氧核糖核酸(DNA)的主要成分。

核糖和脱氧核糖的分子式分别为 $C_5H_{10}O_5$ 和 $C_5H_{10}O_4$,都属于戊醛糖。二者结构上的区别在于核糖 2 位碳原子连接的是氢原子和羟基,而脱氧核糖 2 位碳原子上连接的是两个氢原子。核糖和脱氧核糖的开链式结构如下:

CHO
H——OH
H——OH
H——OH
CH₂OH
核糖开链结构

CHO
H——H
H——OH
H——OH
CH₂OH
脱氧核糖开链结构

（二）单糖的化学性质

由于单糖分子中含有多个官能团,所以单糖的化学性质活泼。单糖既有醇羟基和羰基的性质,也有环状半缩醛(酮)羟基的特性。

1. 氧化反应

单糖不论是醛糖还是酮糖都能与弱氧化剂发生氧化反应,常用的弱氧化剂有托伦试剂、斐林试剂。

葡萄糖和
托伦试剂
反应

（1）与托伦试剂反应 葡萄糖被托伦试剂氧化成葡萄糖酸,托伦试剂中的 $[Ag(NH_3)_2]^+$ 则被还原成单质银,附着在器壁上形成光亮的银镜。

（2）与斐林试剂反应 葡萄糖被斐林试剂氧化成复杂的氧化产物,$Cu(OH)_2$ 则被葡萄糖还原成砖红色的氧化亚铜(Cu_2O)沉淀。

葡萄糖和
斐林试剂
反应

把凡是能被托伦试剂、斐林试剂氧化的糖类称为还原糖,而不能被托伦试剂、斐林试剂等氧化的糖类称为非还原糖。

2. 成酯反应

单糖分子中的羟基可以与酸作用生成酯。在人体内,葡萄糖在酶的作用下,与磷酸作用生成磷酸葡萄糖酯。例如:

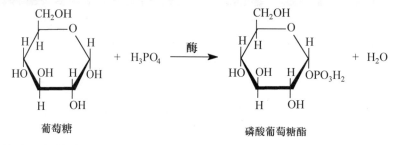

葡萄糖　　　　　　　　　　磷酸葡萄糖酯

人体内糖类的氧化分解首先要经过磷酸化反应,然后才能进行一系列化学反应。因此糖类的成酯反应是糖类代谢的重要中间步骤。

实践活动

请收集有关葡萄糖和果糖的相关资料,自拟主题写一篇小论文并与同学进行交流。

知识拓展

葡 萄 糖

葡萄糖是生命活动中不可缺少的物质,它在人体内能直接参与新陈代谢过程。在消化道中,葡萄糖比任何其他单糖都容易被吸收,而且吸收后能直接为人体组织利用。

存在于血液中的葡萄糖称为血糖,正常人的空腹血糖浓度为 3.9~6.1 mmol/L。由于葡萄糖易被人体吸收,所以葡萄糖是婴儿和体弱患者的良好滋补品。

葡萄糖注射液(图 10-5)具有解毒、强心和利尿作用,5% 葡萄糖注射液为等渗液,用于治疗各种急性中毒,促进毒物排泄;10%~50% 葡萄糖注射液为高渗溶液,用于低血糖症、营养不良,或用于心力衰竭、脑水肿和肺水肿等症的治疗。

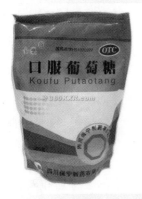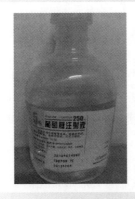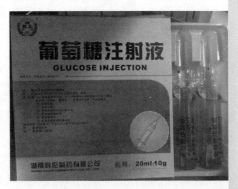

图 10-5 葡萄糖制剂

舌尖上的秘密

甜味是大多数人喜爱的、一种令人愉快的味感。食品加工中常使用的甜味剂有糖类、糖醇、糖苷和糖蛋白等。那么,产生甜味的秘密是什么呢?

产生甜味必须具备两个因素,一是甜味物质的化学结构,如对单糖来说,甜味取决于结构中羟基的数目,分子中只含有 1 个羟基时无甜味,含 3 个以上羟基就略有甜味,羟基愈多则愈甜;另一个因素是舌头上的甜味接收器。人的舌头上密密麻麻地布满血管,在约 2 cm² 的舌头上就分布着 50 万个味觉细胞,每 10~50 个味觉细胞组成花蕊状味蕾。味觉感受器就落在味蕾的尖端小孔内,当甜味物质溶解在唾液中,接触到味蕾的感受器时,感受器就产生脉冲,由神经传导到中枢,这个过程在极短的时间内完成。因此,只有当甜味物质和甜味接收器接触并产生一定脉冲时,才能感觉到甜味。人和猩猩、猴子、老鼠等动物的舌头上有甜味接收器,所以有甜味感觉;鲸鱼、鸡和猪等动物的舌头上没有甜味接收器,所以即使喂食最甜的物质,它们也感觉不到甜味。

第二节　二糖和多糖

二糖和多糖

 学习目标

1. 掌握蔗糖和麦芽糖分子式。
2. 熟悉二糖和多糖的概念、蔗糖和麦芽糖的物理性质和化学性质。
3. 了解二糖的结构特点,二糖和多糖在医学上的意义。

知识点/
考点

 情境导入

6 岁的童童,像所有的小孩一样,特别喜欢吃甜食,其体重"自然而然"地达到了 40 kg。这对一个仅仅 6 岁的小孩来说简直是太重了。当然,童童除了喜欢吃甜食以外,每顿饭都比同龄的孩子吃得多,而且挑食,尤其喜欢吃肉。但童童的父母认为,甜食、饭菜都有营养,对孩子的成长是有帮助的。但到童童10岁的时候,体重达到了65 kg。童童的父母带着孩子去医院检查,医生诊断为小儿肥胖症。医生认为童童的肥胖是由于长时间的饮食不均衡、甜食摄入过多、活动过少而导致的。

人类最早的甜味食物一般认为是蜂蜜和水果。今天可以用来制糖的原料多种多样,有甘蔗、甜菜、糖高粱、罗汉果和甘草等,蔗糖、麦芽糖等都是二糖,淀粉、纤维素、糖原等都是多糖。

（一）二糖

二糖可以看作由两分子单糖脱水形成的糖苷。最常见的二糖有蔗糖、麦芽糖和乳糖等,它们的分子式均为 $C_{12}H_{22}O_{11}$,互为同分异构体。

1. 蔗糖

蔗糖存在于能进行光合作用的植物中,是重要的食品调味剂,医药上常用来制造糖浆,也可用作药物的防腐剂。蔗糖在甘蔗(图10-6)和甜菜(图10-7)中含量最高,故而得名蔗糖或甜菜糖。

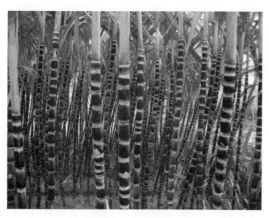

图 10-6　甘蔗

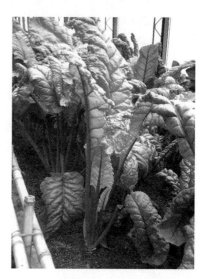

图 10-7　甜菜

2. 麦芽糖

麦芽糖主要存在于发芽的谷粒,特别是麦芽中,故得此名称。饴糖就是麦芽糖的粗制品。麦芽糖一般是在淀粉酶的作用下,由淀粉水解得到。所以,麦芽糖是淀粉在消化过程中的一个中间产物。

（二）多糖

多糖可以看作由许多个单糖分子脱水缩合而成的糖苷。其性质已完全不同于单糖,无甜味,且还原性消失。多糖在自然界分布很广,是生物体的重要组成成分。按在生物体内的功能,多糖可分为支持组织的多糖,如纤维素、甲壳素等,分子呈直链型;动、植物储存养分的营养性多糖,如淀粉、肝糖原等,可溶于水形成胶体溶液,多数为支链型。

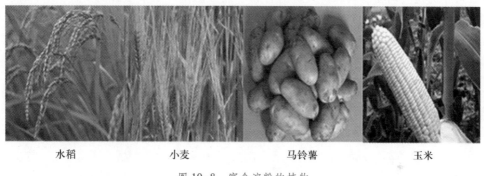

蔗糖的结构 $\alpha-1,2-$苷键或 $\beta-2,1-$苷键　　　　麦芽糖的结构 $\alpha-1,4-$苷键

1. 淀粉

在植物体内的多糖是相当多的,其中最重要的是淀粉。淀粉是绿色植物(图10-8)进行光合作用的产物,大量存在于植物的种子和块茎等部位,是植物储存营养物质的一种形式。

水稻　　　　小麦　　　　马铃薯　　　　玉米

图10-8　富含淀粉的植物

稻米中含淀粉62%~82%,小麦中含淀粉57%~75%,马铃薯含淀粉12%~14%,玉米中含淀粉65%~72%。

淀粉是由许多个 $\alpha-$葡萄糖通过糖苷键结合而形成的多糖,天然淀粉是由直链淀粉(图10-9)和支链淀粉(图10-10)组成的,其中有20%~30%为直链淀粉。例如,玉米淀粉中,直链淀粉占27%,其余为支链淀粉;糯米几乎全部是支链淀粉;有些豆类的淀粉则全是直链淀粉,直链淀粉比支链淀粉容易消化。

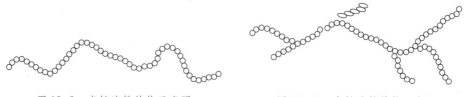

图10-9　直链淀粉结构示意图　　　　图10-10　支链淀粉结构示意图

2. 糖原

糖原(图10-11)是人和动物体内储存葡萄糖的一种形式,在高等动物的肝和肌肉组织中含量较多,因此又有肝糖原和肌糖原之分。人体肝中的糖原含量可达肝干重的10%左右,

其结构与支链淀粉相似,故又称动物淀粉。

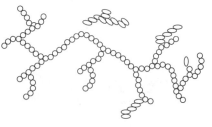

图 10-11　糖原结构示意图

糖原水解的最终产物是葡萄糖。糖原在人体代谢中对维持血液中的血糖浓度起着重要的作用。当血糖浓度增高时,在胰岛素作用下,肝就把多余的葡萄糖变成糖原储存起来;当血液中的葡萄糖浓度降低时,在胰高血糖素作用下,肝糖原分解为葡萄糖进入血液,保持血糖浓度正常。

3. 纤维素

纤维素是由 1 000 ~ 10 000 个葡萄糖通过不同于淀粉的糖苷键连接成的无分支长链,具有稳定的空间结构,机械强度高。

纤维素是白色纤维状固体,不溶于水、稀酸、稀碱和一些有机溶剂,仅能吸水膨胀。纤维素化学稳定性强,难水解,所以大多数动物都不能消化纤维素。然而在一定条件下(酶或浓盐酸等),纤维素也可以发生水解,最终生成葡萄糖。

寄生在反刍动物的消化道内的细菌能够分泌糖苷酶催化纤维素水解生成葡萄糖,因此纤维素可作为这些动物的饲料。人体的胃肠不能分泌使纤维素水解的酶,所以纤维素不能直接作为人的营养物质。但食物中的纤维素能促进肠蠕动,具有通便作用,所以纤维素在人的食物中也是不可缺少的。因此,多吃蔬菜、水果以保持足量的纤维素对于保持健康有着重要的意义。

化学史话

纤维素会爆炸吗?

自然界中纤维素的含量颇丰,据报道,大约一半糖类存在于纤维素中,每年通过被生物合成和分解的纤维素高达 10^{14} kg(约 1 000 亿吨)。纤维素不仅含量丰富,而且还可再生,因此化学家和企业家非常喜欢利用纤维素这种廉价且含量丰富的原料来开发新产品。

19 世纪 30 年代,人们发现纤维素可溶解于浓硝酸中,将这种溶液倒入水中便形成了易燃易爆的白色粉末。直到 1845 年,德国化学家弗里德里希·舍恩拜因在瑞士巴塞尔才发现这种化合物的用途。当时舍恩拜因的妻子严禁他在家做实验。有一天,趁妻子外出,舍恩拜因偷偷地在厨房里做硝酸和硫酸混合实验,不小心将一些混合溶液溅了出来。他怕妻子回来后发现,随手拿了妻子的棉质围裙擦污物,并将围裙挂到火炉上烘干。没多久,只听到一声巨响,紧接着一团火焰冒了出来,原来围裙发生了爆炸。舍恩拜因妻子回家后的反应我们无从知道,只知道舍恩拜因将这种物质称为"火药棉"即火棉。棉花中 90% 为纤维素,我们现在知道舍恩拜因发现的火棉实际上就是硝化纤维素,也就是硝基(—NO₂)取代了纤维素羟基中的氢原子,并非所有的羟基都必须被硝化,只是硝化的羟基越多,火棉的爆炸力就越强。

舍恩拜因知道这个发现具有巨大的商业价值,于是创办了生产硝化纤维素的工厂,希望它能够取代火药。然而硝化纤维素是一种极其危险的化合物,必须小心地存放在干燥的地方。当时由于不知道这种物质很不稳定,许多工厂都因此发生剧烈爆炸而毁于一旦,舍恩拜因也陷入破产的边缘。直到 19 世纪 60 年代末,人们找到使它的性能变稳定的方法,硝化纤维素才得以重新投入商业生产。

后来,研究人员通过控制该硝化过程,形成了不同的硝化纤维素,包括含氮量高的火棉和含氮量低的胶棉和赛璐珞。胶棉是硝化纤维素、乙醇和水的混合物,用于早期的摄影业。赛璐珞是硝化纤维素与樟脑的混合物,它是最早出现的塑料,原先用于制作电影胶片。醋酸纤维素不像硝化纤维素那样易燃,因此在许多方面迅速取代了硝化纤维素。今天规模庞大的摄影业和电影工业就得益于纤维素分子千变万化的化学结构。

纤维素几乎不溶于任何溶剂,但能够溶于二硫化碳溶液中,由此形成的纤维素衍生物称为黄原酸纤维素。黄原酸纤维素以黏性胶体形式存在,因此被称为黏胶。人们挤压黏胶液使其通过极其微小的细孔,形成的丝状物用酸溶液处理,纤维素会变成一种细丝,这种细丝便是人们熟知的人造丝。如果采用类似的纺丝工艺,将黏胶液从一个狭窄的切口挤出来,得到的将会是玻璃纸。

实践活动

请查阅资料,总结二糖和多糖的营养价值。

知识拓展

甲壳素和壳聚糖

甲壳素又名甲壳质、几丁质,是继淀粉、纤维素之后在地球上发现的第三大生物资源,主要存在于甲壳纲动物的外壳及菌类、藻类植物的细胞壁中。估计地球上每年甲壳素的生物合成量将近 100 亿吨,是产量仅次于纤维素的天然高分子化合物。

壳聚糖是甲壳素最基本、最重要的衍生物。甲壳素是由 2-乙酰氨基-2-脱氧-D-葡萄糖以糖苷键的形式结合在一起形成的直链型多糖,其结构与纤维素十分相似,可将其看成纤维素分子中葡萄糖单元 2 位碳原子上的羟基被乙酰氨基($—NHCOCH_3$)取代的产物。壳聚糖是甲壳素脱乙酰基后的产物,可将其看成纤维素分子中葡萄糖单元 2 位碳原子上的羟基被氨基($—NH_2$)取代的产物。

纯净的甲壳素和壳聚糖均为白色片状或粉状固体,常温下能稳定存在。甲壳素不溶于水及绝大多数有机溶剂,也不溶于稀酸、稀碱和浓碱,只溶于浓酸和某些溶剂。壳聚糖分子的活性基团为氨基,因而化学性质和溶解性较甲壳素有所改善,可溶于稀酸,但也不溶于水和绝大多数有机溶剂。壳聚糖的化学性质较甲壳素活泼,可以发生多种化学反应。

近 20 年随着人们对甲壳素和壳聚糖研究的深入,发现了它们的许多用途(图 10-12)。在医药方面,可用于强化免疫功能、降低胆固醇、降血压和降血糖等。由壳聚糖制得的手术缝合线机械强度好,可长期存放,能用常规方法消毒,能被人体内组织液降解而吸收,伤口愈合后无须拆除手术线。

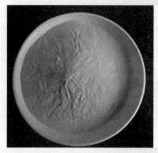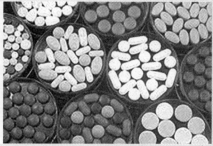

图 10-12　高密度壳聚糖和甲壳素食品

第三节　糖类的鉴定反应

糖类的鉴定反应

知识点/考点

 学习目标

1. 掌握还原糖和非还原糖的概念。
2. 熟悉还原糖和非还原糖的鉴定原理和相关反应。
3. 了解糖类的鉴定反应在医学上的意义。

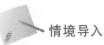 **情境导入**

　　小王在医院实习,接待一位糖尿病患者入院,遵医嘱让患者留尿样待测尿糖。为了更好地了解尿糖的鉴定方法,小王重温了糖类鉴定的知识。

糖类鉴定的原理

　　糖类按照能否被弱氧化剂所氧化,分为还原糖和非还原糖。常用的弱氧化剂有托伦试剂、斐林试剂和班氏试剂(Benedict 试剂)。直链淀粉与碘-碘化钾试剂作用显蓝色,支链淀粉遇碘呈蓝紫色,糖原遇碘呈紫红色。所以可通过氧化反应、显色反应鉴定这些糖类。

　　几种常见糖类的鉴定反应原理归纳如表 10-1 所示。

表 10-1　几种常见糖类的鉴定反应

序号	试剂	糖类	现象	结论
1	托伦试剂	葡萄糖	器壁上形成光亮的银镜	还原糖
		果糖	器壁上形成光亮的银镜	还原糖
		蔗糖	—	非还原糖
		麦芽糖	器壁上形成光亮的银镜	还原性二糖

续表

序号	试剂	糖类	现象	结论
2	斐林试剂和班氏试剂	葡萄糖	有砖红色沉淀生成	还原糖
		果糖	有砖红色沉淀生成	还原糖
		蔗糖	—	非还原糖
		麦芽糖	有砖红色沉淀生成	还原性二糖
3	碘-碘化钾试剂	直链淀粉	显蓝色	可区分直、支链淀粉和糖原
		支链淀粉	呈蓝紫色	
		糖原	呈紫红色或紫蓝色	

实践活动

银 镜 反 应

在 1 支大试管中加入 0.1 mol/L AgNO$_3$ 溶液 2 mL,逐滴滴入 6 mol/L 氨水,至沉淀刚好溶解为止(氨水不要过量),得到无色透明溶液即为托伦试剂。

向托伦试剂中滴入待测液(如 100 g/L 葡萄糖溶液 1 mL),将试管置于 55~65 ℃ 的热水浴中加热。

斐林试剂反应

斐林试剂不稳定,必须现用现配。在 1 支大试管中加入斐林试剂甲和斐林试剂乙各 1 mL,振摇,得到斐林试剂。向斐林试剂中滴入待测液(如 100 g/L 葡萄糖溶液 1 mL),将试管置于沸水浴中加热。

班 氏 试 剂

班氏试剂比斐林试剂稳定,可长期保存。班氏试剂是由硫酸铜、碳酸钠和柠檬酸钠配制成的蓝色溶液,与斐林试剂一样含有 Cu^{2+} 配离子,能与葡萄糖作用出现砖红色的氧化亚铜沉淀,临床常用班氏试剂进行尿糖的检验,见表 10-2。

表 10-2　班氏试剂检测尿糖指标

反应现象	含糖量	含糖量符号
溶液为蓝色	尿液中不含糖	–
溶液为绿色	尿液中含少量糖	+
溶液为黄绿色	尿糖稍多	++
溶液为土黄色浑浊	尿糖较多	+++
溶液为砖红色浑浊	尿糖很多	++++

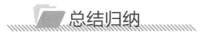

总结归纳

表 10-3 比较了常见单糖的结构、性质。

表 10-3　常见单糖结构、性质比较

单糖	葡萄糖	果糖	核糖	脱氧核糖
类别	己醛糖	己酮糖	戊醛糖	戊醛糖
化学式	$C_6H_{12}O_6$	$C_6H_{12}O_6$	$C_5H_{10}O_5$	$C_5H_{10}O_4$
同分异构	二者互为同分异构体		脱氧核糖较核糖少一个氧原子	
结构　开链结构	CHO H—OH HO—H H—OH H—OH CH₂OH	CH₂OH C=O HO—H H—OH H—OH CH₂OH	CHO H—OH H—OH H—OH CH₂OH	CHO H—H H—OH H—OH CH₂OH
环状结构	六元环	五元环或六元环	五元环	五元环
化学性质　氧化性	与托伦试剂作用,形成光亮的银镜			
	与班氏试剂作用,产生砖红色的氧化亚铜沉淀			
成酯反应	糖类分子中的羟基与酸分子中的羟基脱水缩合形成酯			

表 10-4 比较了常见二糖的结构、性质。

表 10-4　常见二糖结构、性质比较

二糖	蔗糖	麦芽糖
存在	能进行光合作用的绿色植物中	发芽的谷粒中
物理性质	晶体,易溶于水,较难溶于乙醇,其甜味仅次于果糖	白色针状晶体,易溶于水,有甜味,甜度约为蔗糖的 1/3
结构	1 分子 α-葡萄糖与 1 分子 β-果糖脱水缩合而形成的糖苷	2 分子葡萄糖脱水缩合而形成的糖苷
化学式	均为 $C_{12}H_{22}O_{11}$	
同分异构	互为同分异构体	
还原性	无	有

表 10-5 比较了常见多糖的结构、性质。

表 10-5　常见多糖结构、性质比较

多糖	淀粉	糖原	纤维素	壳聚糖
存在	植物的种子和块茎等部位	动物的肝和肌肉组织中	植物体细胞壁中	甲壳纲动物的外壳及菌类、藻类植物的细胞壁中
组成的单体	葡萄糖	葡萄糖	葡萄糖	2-氨基葡萄糖

目标检测

一、概念题

1. 糖类　2. 单糖　3. 还原糖　4. 二糖　5. 多糖　6. 肝糖原　7. 肌糖原

二、单项选择题

1. 单糖不能发生的化学反应是(　　)。

A. 氧化反应　　　　　B. 成苷反应　　　　　C. 水解反应　　　　　D. 成酯反应

2. 与葡萄糖互为同分异构体是(　　)。

A. 果糖　　　　　　　B. 麦芽糖　　　　　　C. 核糖　　　　　　　D. 脱氧核糖

3. 葡萄糖能形成氧环式结构,主要是因为其分子中同时含有(　　)。

A. 醛基和羟基　　　　B. 酮基和羟基　　　　C. 醛基和羧基　　　　D. 酮基和羧基

4. 下列物质中,既能水解又能发生银镜反应的是(　　)。

A. 乳糖　　　　　　　B. 麦芽糖　　　　　　C. 蔗糖　　　　　　　D. 果糖

5. 鉴别葡萄糖和果糖可选用(　　)。

A. 班氏试剂　　　　　B. 斐林试剂　　　　　C. 托伦试剂　　　　　D. 溴水

6. 下列物质能发生水解反应,且产物互为同分异构体的是(　　)。

A. 淀粉　　　　　　　B. 纤维素　　　　　　C. 麦芽糖　　　　　　D. 蔗糖

7. 下列关于糖类的叙述正确的是(　　)。

A. 糖类是有甜味的物质

B. 含有 C、H、O 三种元素的有机物叫作糖类

C. 是指多羟基醛或多羟基酮和它们的脱水缩合物

D. 糖类物质均能发生银镜反应

8. 在酸性条件下,可以水解生成相对分子质量相同的两种产物的有机化合物是
(　　)。

A. 蔗糖　　　　　　　B. 麦芽糖　　　　　　C. 乙酸乙酯　　　　　D. 甲酸乙酯

9. 只用一种试剂就可以区别乙酸、葡萄糖、蔗糖,这种试剂是(　　)。

A. NaOH 溶液　　　　　　　　　　　　B. 新制的 $Cu(OH)_2$ 碱性悬浊液

C. 石蕊试液　　　　　　　　　　　　　D. Na_2CO_3 溶液

10. 下列关于二糖的说法,不正确的是(　　)。

A. 蔗糖与麦芽糖都含有多个羟基

B. 麦芽糖和蔗糖的分子式都是 $C_{12}H_{22}O_{11}$

C. 麦芽糖和蔗糖水解产物完全相同

D. 麦芽糖能发生银镜反应,蔗糖不能发生银镜反应

11. 淀粉和纤维素不是同分异构体,其原因是(　　)。

A. 分子组成不同,结构相同　　　　　　B. 淀粉无还原性而纤维素有还原性

C. 分子组成相同,分子结构不同　　　　D. 分子组成和结构都不同

12. 属于还原性二糖的是(　　)。

A. 麦芽糖　　　　　　B. 蔗糖　　　　　　C. 脱氧核糖　　　　　D. 糖原

13. 淀粉水解的最终产物是( )。

A. 葡萄糖　　　　　　B. 麦芽糖　　　　　C. 蔗糖　　　　　　　D. 糖原

14. 用下面哪种试剂可以区别乙酸、葡萄糖、蔗糖三种物质( )。

A. NaOH 溶液　　　　B. 斐林试剂　　　　C. 石蕊试液　　　　　D. Na_2CO_3 溶液

15. 鉴别蔗糖和淀粉可以使用( )。

A. I_2　　　　　　　　B. 斐林试剂　　　　C. HNO_3　　　　　　D. 托伦试剂

三、填空题

1. 糖类主要来自绿色植物的_____作用,是动植物体能量的主要来源。

2. 果糖的分子式是_____,属于_____糖,与葡萄糖互为_____。果糖分子中含有_____和_____两种官能团。

3. 凡是能被托伦试剂和斐林试剂氧化的糖类叫作_____糖,不能被托伦试剂和斐林试剂氧化的糖类叫作_____。葡萄糖是_____糖,而蔗糖是_____。

4. 二糖水解后生成_____分子_____糖。最常见的二糖有蔗糖、麦芽糖和乳糖等,它们的分子式均为_____,互为_____。

5. 蔗糖是由1分子_____的苷羟基与1分子_____的苷羟基脱去1分子水缩合而成的_____性_____糖。

6. 糖原是人和动物体内储存_____的一种形式,在高等动物的_____和_____组织中含量较多,因此又有_____和_____之分。

7. 淀粉是由许多个_____通过苷键结合而形成的多糖,天然淀粉是由_____链淀粉和_____链淀粉组成的,其中有20%~30%为_____链淀粉。

四、简答题

1. 请用化学的方法区别下列各组物质。

（1）葡萄糖和蔗糖　　　　（2）淀粉和纤维素

2. 葡萄糖是一种重要的营养物质,是哺乳动物大脑唯一的能量来源。请给出葡萄糖的环状结构。

3. 低血糖为什么会引起人头晕？采取什么样的措施能迅速缓解病情？

练习与拓展　　　　学习小结　　　　参考答案

第十一单元　油脂和类脂

第一节　油　脂

油脂

知识点/
考点

学习目标

1. 掌握油脂的结构。
2. 熟悉油脂的定义和主要性质,类脂的种类。
3. 了解油脂对人体和医药的意义,类脂的结构框架。

情境导入

张某,工程师,女性,47 岁,体胖。无明显症状体征。健康体检时化验血脂,结果如表 11-1 所示:

表 11-1　血脂检验报告单

测定值	正常参考值
甘油三酯 TG 14 mmol/L	3.89 ~ 6.48 mmol/L
低密度脂蛋白 LDLC 2.8 mmol/L	0 ~ 4.14 mmol/L
高密度脂蛋白 HDLC 0.87 mmol/L	1.04 ~ 1.74 mmol/L
空腹血浆在 4 ℃放置 24 h 呈奶油样混浊	
诊断:高血脂蛋白血症(Ⅳ型)	

血脂检查是对血液(血浆)中所含脂类进行的一种定量测定方法。血脂是血浆中的中性脂肪(甘油三酯和胆固醇)和类脂(磷脂、固醇等)的总称。它们广泛存在于人体中,是生命活动的重要物质基础。

油脂是具有特殊结构的酯类化合物,是油和脂肪的总称。

(一) 油脂的组成和结构

油脂是由甘油(丙三醇)和高级脂肪酸生成的甘油酯。甘油分子中含有三个羟基,所以,可与三分子高级脂肪酸脱水生成三酰甘油。其结构通式如下:

$$
\begin{array}{l}
CH_2-O-\!\!\!-\overset{\displaystyle O}{\overset{\|}{C}}-R_1 \\[4pt]
CH-O-\!\!\!-\overset{\displaystyle O}{\overset{\|}{C}}-R_2 \\[4pt]
CH_2-O-\!\!\!-\overset{\displaystyle O}{\overset{\|}{C}}-R_3
\end{array}
$$

甘油部分　脂肪酸部分

结构式中，R_1、R_2、R_3分别代表饱和烃基或不饱和烃基。R_1、R_2、R_3相同的油脂称为单甘油酯；R_1、R_2、R_3不相同的油脂称为混甘油酯。

（二）脂肪酸

脂肪酸是生物体内众多脂类化合物的重要组成成分。组成油脂的脂肪酸种类较多，但以含 16 个碳原子和 18 个碳原子的高级脂肪酸最为常见。

常见的饱和高级脂肪酸有软脂酸（棕榈酸）$C_{15}H_{31}COOH$、硬脂酸（十八酸）$C_{17}H_{35}COOH$；常见的不饱和高级脂肪酸有油酸（9-十八碳烯酸）$C_{17}H_{33}COOH$、亚油酸（9,12-十八碳二烯酸）$C_{17}H_{31}COOH$、亚麻酸（9,12,15-十八碳三烯酸）$C_{17}H_{29}COOH$、花生四烯酸（5,8,11,14-二十碳四烯酸）$C_{19}H_{31}COOH$。

人体内能够合成多数脂肪酸，只有亚油酸、亚麻酸和花生四烯酸等，体内不能合成，营养上又不可缺少，必须由食物供给，称为必需脂肪酸。

组成油脂的脂肪酸其饱和程度，对油脂熔点影响很大。含较多不饱和脂肪酸的甘油酯，一般在常温下呈现液态，称为油。油存在于植物体中，如花生油、芝麻油等。含较多饱和脂肪酸的甘油酯，常温下一般呈现固态，称为脂肪。脂肪存在于动物体内，如羊脂（习惯上也称羊油）。

（三）油脂的性质

纯净油脂是无色、无臭、无味的中性物质，但因溶有维生素和色素等，所以多数有颜色和气味。油脂比水轻，难溶于水，易溶于汽油、乙醚和氯仿等有机溶剂。油脂本身也是一种较好的溶剂，可溶解脂溶性维生素，帮助人体对脂溶性维生素的吸收。天然油脂多是混甘油酯，所以没有固定的熔点和沸点。

许多油脂兼有烯烃和酯类的某些化学性质，可发生加成反应和水解反应。

1. 加成反应

（1）加氢 向含有不饱和脂肪酸的液态油中加入催化剂（如 Ni），在加热、加压条件下，可以跟氢气发生加成反应，生成固态脂肪。

油酸甘油酯（油）　　　　　　　　硬脂酸甘油酯（脂肪）

这一反应称为油脂的氢化，也称油脂的硬化。该反应制得的油脂称为人造脂肪，又称硬化油。工业上，常利用油脂的氢化把多种植物油转变成性质稳定、不易变质，且便于运输的硬化油。

（2）酸败 油脂受空气中氧气、微生物或酶的作用颜色变深，逐渐变质而产生难闻气味的变化，称为酸败。酸败产物主要是低级醛、酮以及脂肪酸的混合物，其中游离脂肪酸的含量增加是油脂酸败的重要标志，常用酸值表示。中和 1 g 油脂中游离脂肪酸所需氢氧化钾的毫克数，称为油脂的酸值。酸值越小，油脂越新鲜。酸值大于 6.0 的油脂不宜食用。

油脂在医药上可作为软膏或搽剂的基质、注射剂的溶剂,药典对药用油脂的碘值和酸值范围都有严格规定。

2. 水解反应

油脂是酯类化合物,具有酯的性质,在适当条件下,可以发生水解反应。一分子油脂在酸或酶的作用下,若完全水解,可以生成一分子甘油和三分子脂肪酸。其化学方程式表示如下:

$$
\begin{array}{l}
CH_2-O-C-R_1 \\
\quad \ \ \| \quad \ O \\
CH-O-C-R_2 \\
\quad \ \ \| \quad \ O \\
CH_2-O-C-R_3
\end{array}
+ 3H_2O \xrightarrow[\triangle]{酶}
\begin{array}{l}
CH_2-OH \\
CH-OH \\
CH_2-OH
\end{array}
+
\begin{array}{l}
R_1-COOH \\
R_2-COOH \\
R_3-COOH
\end{array}
$$

油脂(三酰甘油)　　　　　甘油　　脂肪酸

油脂若在有碱存在的条件下水解,生成甘油和高级脂肪酸盐。其高级脂肪酸盐通常称作肥皂。所以,油脂在碱性条件下的水解反应,又称皂化反应。

$$
\begin{array}{l}
CH_2-O-C-R_1 \\
\quad \ \ \| \quad \ O \\
CH-O-C-R_2 \\
\quad \ \ \| \quad \ O \\
CH_2-O-C-R_3
\end{array}
+ 3NaOH \xrightarrow{\triangle}
\begin{array}{l}
CH_2-OH \\
CH-OH \\
CH_2-OH
\end{array}
+
\begin{array}{l}
R_1-COONa \\
R_2-COONa \\
R_3-COONa
\end{array}
$$

油脂(三酰甘油)　　　　　甘油　　高级脂肪酸钠(肥皂)

工业上利用皂化原理制造肥皂。日常生活中常用的普通肥皂是由高级脂肪酸钠盐组成,称为钠肥皂;医药上用作灌肠剂或乳化剂的软皂是由高级脂肪酸钾盐组成,称为软肥皂。

实践活动

向蒸发皿中分别加入 6 mL 植物油和无水乙醇,3 mL 30% NaOH 溶液,按照装置图 11-1 所示。酒精灯加热,玻璃棒不断搅拌,待溶液变稠时,用吸管吸出表面皿中少量黏稠液体,滴加到有水烧杯中,搅拌。若水表面有油滴继续加热、搅拌,片刻后再次吸出少量黏稠液体,滴加到水中,搅拌。反复上述操作,直至水表面不再出现油滴。用坩埚钳夹起蒸发皿,水浴冷却后,向液体中加入 15 mL 蒸馏水,用玻璃棒搅拌,继续水浴冷却。再向蒸发皿中加入适量 NaCl 饱和溶液(盐析),充分搅拌,当有白色固体析出时,用纱布过滤,滤去含有甘油的滤液,挤干,纱布包裹的固体即是肥皂。

皂化反应

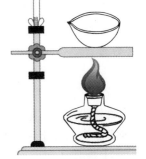

图 11-1　油脂皂化反应装置

知识拓展

油脂的生理意义

脂肪是人体储存和供给能源的重要物质之一。人体所需总热量的 20%～30% 来自脂肪，每克脂肪氧化可以释放 38.91 kJ 热能，比等量的糖类或蛋白质还高。空腹时，体内所需能量的 50% 以上来自脂肪，脂肪是构成身体细胞、组织的重要成分之一。脑神经、肝、肾等重要器官中都含有脂肪。脂肪不易传热，所以能够防止体内热量散失，维持体温恒定。此外，还有抵御寒冷的作用，有些人由于在皮肤下及肠系膜等处储存多量脂肪，体内热量散发较慢，所以冬天不觉得冷，夏日觉得热。脂肪可保护身体器官，脂肪组织较为柔软，存在于器官组织间，使器官与器官间减少摩擦，保护机体免受损伤。脂肪可协助维生素的吸收，有些难溶于水而只溶于脂类的维生素（A、D、E、K），只有在脂肪存在时才能被人体吸收。脂肪分解产生的必需脂肪酸，能够调节生理机能，对维持正常机体的生理功能有着重要作用。

工程师张丽的血脂检验报告表明，其血液中脂肪（胆固醇、甘油三酯等）浓度过高，医学上统称为高脂血症。高脂血症是导致动脉粥样硬化、冠心病等的主要因素之一，对肝、肾和胰等也有不容忽视的影响。

类脂

第二节　类　　脂

知识点/
考点

学习目标

1. 掌握类脂的种类。
2. 熟悉类脂的结构框架。
3. 了解类脂对人体和医药的意义。

情境导入

鉴于张丽的血脂检验报告，医生建议：药物治疗的同时，配合食物疗法和运动疗法。其中在食物疗法中特别强调不宜食用动物内脏，如肝、脑。尽量少喝咖啡，并禁服含有咖啡因的药物。对于医生的饮食建议，张丽百思不得其解，通过下面的学习，你可帮她找出答案。

生物体内除了油脂以外，还有一类性质类似油脂的物质，称其为类脂。生命活动中最为重要的类脂包括磷脂和固醇等。

（一）磷脂

磷脂是构成细胞膜基本结构的重要成分，主要存在于脑、神经组织、骨髓、心、肝和肾等器官中，蛋黄、植物种子和胚芽中也有较高含量。

磷脂是含磷的脂肪酸甘油酯,性质和结构都与油脂相似。将其完全水解得到的是甘油、脂肪酸、磷酸和含氮有机碱。结构如图 11-2 所示。

虚线左侧部分称为磷脂酸,右侧是含氮有机碱。依据含氮有机碱的不同,磷脂分为磷脂酰胆碱(卵磷脂)、磷脂酰胆胺(脑磷脂)和神经鞘磷脂。

1. 磷脂酰胆碱(卵磷脂)

磷脂酰胆碱在蛋黄中含量丰富,所以俗称卵磷脂。卵磷脂为无色蜡状晶体,在空气中易被氧化变成黄色或棕色。完全水解生成甘油、高级脂肪酸、磷酸和胆碱(图 11-3)。胆碱是季铵碱类,具有强碱性,能促使体内脂肪生成磷脂,因此,可防止脂肪在肝内聚集形成脂肪肝。

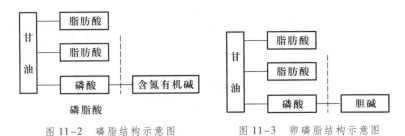

图 11-2　磷脂结构示意图　　图 11-3　卵磷脂结构示意图

2. 磷脂酰胆胺(脑磷脂)

磷脂酰胆胺存在于脑、神经和大豆等中,动物脑中含量丰富,所以俗称脑磷脂。脑磷脂的新鲜制品是无色固体,在空气中易被氧化颜色变深,有吸湿性。完全水解生成甘油、高级脂肪酸、磷酸和胆胺(图 11-4)。脑磷脂与凝血有关,可与蛋白质结合成凝血激酶,有加速血液凝固的作用。

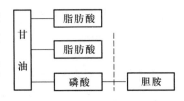

图 11-4　脑磷脂结构示意图

(二) 固醇

固醇又称甾醇,是存在于生物体内的一类重要天然化合物,如胆甾醇(胆固醇)、胆汁酸、肾上腺皮质激素和性激素等。其结构的共同特征是都含有环戊烷多氢菲的基本骨架,环上三个侧链。甾字的"田"表示稠合环,"巛"代表三个侧链。基本骨架又称"甾核","甾核"结构和环上各碳原子编号如下:

1. 胆固醇

胆固醇最初是在胆石中发现的,故称为胆固醇。

HO

胆固醇

胆固醇是无色或微黄色的晶体,熔点 148 ℃,微溶于水,易溶于乙醚、氯仿和热乙醇等有机溶剂。因其结构中有羟基和双键,所以具有醇和烯的性质,分别发生成酯反应和加成反应。人体中,胆固醇含量约占体重的 0.2%,常以游离形式和胆固醇酯的形式存在于血液、脂肪、神经和脑髓等组织中,是构成细胞膜的重要成分。

正常情况下,人体主要在肝合成或从食物中摄取胆固醇,其中大部分在体内转化为胆酸、甾体激素或其他物质,从而使血液中胆固醇含量保持在正常范围内。胆固醇含量高,就会危及心脑血管等,以至于影响人的寿命。

2. 胆酸

人体内胆固醇大部分在肝组织代谢,转化成胆酸和脱氧胆酸,二者的结构框架分别是:

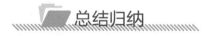

胆酸　　　　　　　　　　　　　脱氧胆酸

胆汁中,胆酸和脱氧胆酸都以化合形式存在。它们的羟基与甘氨酸(H_2NCH_2COOH)或牛磺酸($H_2NCH_2CH_2SO_3H$)中的氨基以酰胺键结合,其结合物的胆酸和脱氧胆酸总称为胆汁酸。

（三）脂类的消化与吸收

胆汁酸中的钠盐称为胆汁酸盐,简称胆盐。胆盐是胆汁的重要成分,具有乳化作用,随胆汁经胆道进入小肠,在小肠内促进油脂的消化和吸收。

1. 脂类的消化

脂类消化是由胰脂酶、磷脂酶 A_2、胆固醇酯酶和胆汁等消化液在小肠内共同完成的。首先,食物中的脂肪通过胰脂酶的作用分解成脂肪酸、甘油、甘油一酯,以及少量的甘油二酯和甘油三酯。

食物中的磷脂被磷脂酶 A_2 催化,水解生成溶血磷脂和脂肪酸;食物中的胆固醇酯被胆固醇酯酶水解,生成胆固醇及脂肪酸。

2. 脂类的吸收

脂类的吸收主要在十二指肠下段和盲肠。水溶性水解产物甘油及中短链脂肪酸经胆汁酸盐乳化后即可被吸收,通过门静脉进入血液。甘油一酯、长链脂肪酸、溶血卵磷脂和胆固醇等长链脂肪酸及其他脂类消化产物经过小肠黏膜细胞,重新合成甘油三酯等,并通过淋巴最终进入血液,被其他细胞所利用。

总结归纳

表 11-2 总结比较了油脂和类脂的结构。

表 11-2　油脂和类脂的结构比较

种类	结构框架	作用
油脂	$\begin{array}{l} CH_2-O-\overset{\overset{O}{\parallel}}{C}-R_1 \\ CH-O-\overset{\overset{O}{\parallel}}{C}-R_2 \\ CH_2-O-\overset{\overset{O}{\parallel}}{C}-R_3 \end{array}$	油和脂肪的总称,有着重要的生理意义 水解产物:脂肪酸、甘油、甘油一酯、甘油二酯、甘油三酯
类脂	磷脂 磷脂酸	构成细胞膜基本结构的重要成分,主要存在于脑、神经组织、骨髓、心、肝和肾等器官中,蛋黄、植物种子和胚芽中也有较高含量,包括卵磷脂和脑磷脂 水解产物:脂肪酸、甘油、磷酸、含氮有机碱
	固醇 	存在于生物体内的一类重要天然化合物,如胆甾醇(胆固醇)、胆汁酸、肾上腺皮质激素和性激素等。其结构中都含有环戊烷多氢菲的基本骨架,环上三个侧链

目标检测

一、单项选择题

1. 下列化合物,不能发生加成反应的是(　　)。

A. 植物油　　　　　B. 脂肪　　　　　C. 乙醛　　　　　D. 乙烯

2. 肥皂的成分是(　　)。

A. 甘油　　　　　B. 甘油三酯　　　　　C. 硬脂肪酸　　　　　D. 硬脂肪酸钠

3. 下列哪一个是加成反应?(　　)

A. 油脂氢化　　　　　B. 油脂水解　　　　　C. 油脂酸败　　　　　D. 油脂加热

4. 皂化反应是(　　)。

A. 氧化反应　　　　　B. 聚合反应　　　　　C. 水解反应　　　　　D. 脱羧反应

5. 卵磷脂的结构中不含(　　)。

A. 甘油　　　　　B. 脂肪酸　　　　　C. 磷酸　　　　　D. 胆胺

二、填空题

1. 油脂是_____和_____总称,属于_____类化合物。

2. 由饱和高级脂肪酸和甘油生成的甘油酯,常温下为_____态。

3. 油变成脂肪要在_____条件下,发生_____反应。

4. 既能发生皂化反应,又能发生氢化反应的是_____。

5. 人体内能够合成多数脂肪酸,只有_____、_____、_____等,体内不能合成,_____,必须由食物供给,因此,称其为_____。

6. 磷脂是_____和_____总称,属于_____类化合物。

7. 固醇类物质的基本骨架是_____,是存在于_____的一类重要天然化合物。

练习与拓展　　　学习小结　　　参考答案

第十二单元　氨基酸和蛋白质

第一节　氨　基　酸

学习目标

1. 掌握 α-氨基酸的结构特点,氨基酸的化学性质。
2. 熟悉肽键,氨基酸的等电点。
3. 了解氨基酸的概念、分类。

情境导入

　　蛋白质存在于所有生物体内,生物的一切生命现象都离不开蛋白质(图 12-1)。人体的组织和器官都含有蛋白质,其更新和修补也必须由蛋白质参与完成,因此蛋白质是生命的物质基础,没有蛋白质就没有生命。蛋白质在人体内并不能直接被利用,而是通过多种消化酶的作用将高分子蛋白质分解为低分子的多肽或氨基酸后被利用。一部分氨基酸在肝内进行分解或合成蛋白质;另一部分氨基酸继续随血液分布到各个组织器官,合成各种特异性的组织蛋白质。尽管生物体内蛋白质的种类繁多,性质、功能各异,但它们都是由 20 多种 α-氨基酸按不同比例组合而成的。那么,这仅有的 20 多种 α-氨基酸的结构是怎样的? 它们如何能够形成上千万种类的蛋白质呢?

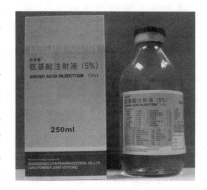

图 12-1　氨基酸注射液

　　(一)氨基酸的结构、分类和命名

　　1. 氨基酸的结构

　　氨基酸是羧酸分子中烃基上的氢原子被氨基(—NH$_2$)取代后形成的化合物。

　　生物体内的蛋白质水解的最终产物都是羧基 α 位上的 H 原子被—NH$_2$取代,因此称之为 α-氨基酸。可以说 α-氨基酸是蛋白质的基本组成单位。

　　羧基(—COOH)和氨基(—NH$_2$)是氨基酸的官能团,前者是酸性基团,后者是碱性基团,其结构通式如下:

$$R - \overset{\displaystyle H}{\underset{\displaystyle NH_2}{C}} - COOH$$

2. α-氨基酸的分类

根据分子中氨基和羧基的相对数目不同,可将氨基酸分为中性氨基酸(分子中氨基数目等于羧基数目)、酸性氨基酸(分子中羧基数目多于氨基数目)和碱性氨基酸(分子中氨基数目多于羧基数目)。

3. 氨基酸命名

天然氨基酸根据其来源和特性命名。例如,最初从蚕丝中获得的氨基酸称为丝氨酸;一种略具甜味的氨基酸称为甘氨酸。

自然界中存在的氨基酸有 300 余种,而构成蛋白质的氨基酸只有 20 多种,其中大多数氨基酸人体能自身合成,称为非必需的氨基酸;只有 8 种氨基酸必须通过食物摄取,称为必需氨基酸。

 氨基酸与生命

必需氨基酸

必需氨基酸是指在人体内不能合成或合成速率不能满足人体需要,必须通过膳食供给的氨基酸,如果人体缺乏这类氨基酸,那么人体的正常生理代谢就会发生异常,产生某些疾病,甚至使生命活动终止。

对成人来说,必需氨基酸有 8 种,包括苯丙氨酸、甲硫氨酸(蛋氨酸)、赖氨酸、苏氨酸、色氨酸、亮氨酸、异亮氨酸和缬氨酸(速记口诀:苯蛋赖苏色亮异亮缬);对婴儿来说,组氨酸也是必需氨基酸。

食物中必需氨基酸的种类、含量与食物蛋白质的营养价值具有十分密切的关系。要延长寿命,提高免疫力,人必须科学补充必需氨基酸,因为所有人体免疫物质都是由蛋白质组成,必需氨基酸在免疫中起着重要的作用。如缺乏必需氨基酸,就会造成厌食、营养性贫血和发育不良等。

必需氨基酸主要食物来源:肉类、坚果类、豆类、鸡蛋、鱼类、大蒜、洋葱和酸奶等。

（二）氨基酸的性质

α-氨基酸一般条件下为无色或白色晶体,熔点较高,一般在 200～300 ℃之间,熔化时易分解脱羧放出 CO_2。一般能溶于水,溶于强酸或强碱中,难溶于乙醇、乙醚等有机溶剂。有的氨基酸是甜味、有的是无味甚至苦味。

味精

氨基酸与生活

味　精

味精(图 12-2)是目前国内外广泛使用的增鲜调味品之一,其主要成分为谷氨酸钠。谷氨酸钠是一种无臭的白色晶体,水溶性很好(其溶液透明无色,无泡沫,无杂质;若取少量味精放在舌尖上,则舌感冰凉,且味道鲜美并有鱼腥味)。味精在食品中浓度一般以 0.2%～0.5% 为宜,每人每天允许摄入量(ADI)为 0～120 μg/kg(以谷氨酸计)。在烹调时味精不宜在高温的炒菜过程中添加,而应在烹调终了时加入作调味用,这是因为在强碱溶液中,味精能生成谷氨酸二钠,鲜味丧失;如果将其水溶液加热到 120 ℃,部分谷氨酸钠失水而生成无鲜味的焦谷氨酸钠。

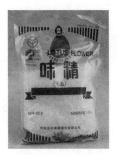

图 12-2 味精

在氨基酸分子中同时含有氨基和羧基,所以氨基酸既具有氨基的性质,又具有羧基的性质;同时由于 α-氨基酸分子中两种官能团距离较近,相互影响较大,所以 α-氨基酸又具有一些特殊的性质。

1. 两性和等电点

(1) 两性(酸碱性) 氨基酸分子中的氨基可与酸反应生成盐,表现碱性;其羧基又可跟碱反应生成盐,表现酸性,故氨基酸是两性化合物。

$$\underset{\underset{R}{|}}{H_2N-CH-COOH} + HCl \longrightarrow \underset{\underset{NH_3^+ \ Cl^-}{|}}{R-CH-COOH}$$

$$\underset{\underset{R}{|}}{H_2N-CH-COOH} + NaOH \longrightarrow \underset{\underset{R}{|}}{H_2N-CH-COO^-} + H_2O + Na^+$$

(2) 等电点 同一个氨基酸分子内的氨基和羧基也可以相互作用生成盐,这种盐叫分子内盐(两性离子)。在固态或纯水溶液中,氨基酸主要以分子内盐的形式存在。

$$\underset{\underset{NH_2}{|}}{R-CH-COOH} \rightleftharpoons \underset{\underset{NH_3^+}{|}}{R-CH-COO^-}$$

两性离子(分子内盐)

当氨基酸的酸式解离程度与碱式解离程度相等,溶液中氨基酸主要以两性离子存在时所对应的溶液的 pH 叫作氨基酸的等电点(pI)。

不同的氨基酸具有不同的等电点。一般情况下,中性氨基酸的 pI 在 5.0 ~ 6.5,酸性氨基酸的 pI 在 2.5 ~ 3.5,碱性氨基酸的 pI 在 9.0 ~ 11.0。

在等电点时,氨基酸在水溶液中的溶解度最小而易于析出,因而用调节等电点的方法可以从氨基酸的混合物中分离出某些氨基酸。

2. 成肽反应

两个 α-氨基酸分子在酸或碱存在下受热时,一分子氨基酸的羧基与另一分子氨基酸的氨基之间可以发生缩合反应,脱去一分子水生成酰胺类化合物。这种由氨基酸分子间脱水缩合,以酰胺键连接而形成的化合物统称为肽,其中的酰胺键$\left(\underset{\underset{-C-N-}{\overset{O \ H}{|| \ |}}}{} \right)$称为肽键。

$$\underset{\underset{R_1}{|}}{H_2N-CH-\overset{O}{\overset{||}{C}}-OH} + \underset{\underset{R_2}{|}}{H-N-CH-COOH} \xrightarrow[\triangle]{-H_2O} \underset{\underset{R_1}{|}}{H_2N-CH-}\boxed{\overset{O \ H}{\overset{|| \ |}{C-N}}}\underset{\underset{R_2}{|}}{-CH-COOH}$$

肽键

二肽

由两个 α-氨基酸分子脱水缩合而形成的肽叫二肽。由多个不同的氨基酸分子通过肽键连接起来形成的长链型化合物即多肽。

多肽与生命

多　肽

在生物体中,多肽(图12-3)最重要的存在形式是作为蛋白质的亚基单位,但也有许多相对分子质量比较小的多肽以游离状态存在。这类多肽通常都具有特殊的生理功能,常称为活性肽。例如,神经肽可在神经细胞间传递信号,也可作为激素在体内起作用;心房肽由20多个氨基酸组成,具有强烈的利尿、利钠和较强的舒张血管作用。一般多肽结构中很微小的差异,都会导致它们在生理功能方面的显著不同。例如,催产素和加血压素,仅有3位和8位氨基酸单位不同,其余氨基酸及其排列顺序都相同。

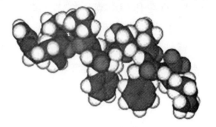

图 12-3　多肽

第二节　蛋　白　质

蛋白质

知识点/
考点

学习目标

1. 掌握蛋白质的元素组成。
2. 熟悉蛋白质的等电点、盐析和变性。
3. 了解蛋白质的一级结构及主要化学性质,蛋白质的化学鉴别方法。

情境导入

蛋白质按照主要食物来源可分为植物性蛋白质和动物性蛋白质两大类。植物性蛋白质中,大豆(图12-4)含蛋白质高达36%~40%,氨基酸的组成也比较合理,在体内的利用率较高。动物性蛋白质中,蛋类含蛋白质11%~14%,是优质蛋白质的重要来源。

研究发现:人体每天大约3%的蛋白质参与更新,即使机体完全不摄入蛋白质,体内仍然进行着蛋白质的分解与合成。为此,中国营养学会提出成年男子、轻体力劳动者蛋白质推荐摄入量为75 g每日。膳食中蛋白质若长期摄入不足则

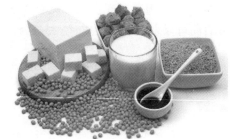

图 12-4　豆制品

会导致贫血、血浆蛋白下降;若摄入过高,会增加饱和脂肪酸和胆固醇的摄入、尿钙的流失和肝、肾的负担。

蛋白质是由α-氨基酸以脱水缩合的方式、按一定顺序组成的多肽链经过盘曲折叠等形

成的具有一定空间结构的生物大分子化合物。

（一）蛋白质的组成

蛋白质虽然种类繁多,结构复杂,性质、功能各异,但其组成元素并不多,主要含 C、H、O、N 四种元素,大多数蛋白质还含有 S,有些蛋白质还含有 P、Fe、I、Zn 和 Cu 等少量元素。

蛋白质组成的重要特征是都含有 N 元素。经实验测定,大多数蛋白质含氮量相当接近,都约为 16%（质量分数）,即生物组织每含 1 g 氮大约相当于 6.25 g 的蛋白质（6.25 常称为蛋白质系数）。在化学分析时,只要测出生物样品中的含氮量,就可以推算出其中蛋白质的大致含量。

$$蛋白质含量 \approx 样品的含氮量 \times 6.25$$

（二）蛋白质的性质

蛋白质具有一些与氨基酸相似的性质,但二者也有质的区别,如蛋白质可发生水解、变性等作用。

1. 两性和等电点

由于蛋白质分子中总有游离的氨基和羧基存在,其分子与强酸、强碱均可发生反应生成盐,所以蛋白质和氨基酸相似,是两性物质,也具有等电点。

在强酸性溶液中,蛋白质以阳离子的形式存在;在强碱性溶液中,蛋白质则以阴离子的形式存在。用酸或碱来调节蛋白质水溶液的 pH,则可使蛋白质阳离子和阴离子的数量正好相等,净电荷为零,以两性离子的形式存在,在电场中既不向阴极移动,也不向阳极移动。这时溶液的 pH 称为该蛋白质的等电点,用 pI 表示。

在等电点时,蛋白质溶解度最小,容易从溶液中析出,所以通过调节溶液的 pH 至某蛋白质的等电点,即可使该蛋白质从溶液中析出。不处于等电点时,蛋白质以阴离子或阳离子的形式存在,在电场中可以向相反方向移动,产生电泳现象。蛋白质分子电泳的方向和速率取决于它所带电荷的性质、电荷量、相对分子质量的大小和电场强度。在多种蛋白质的混合液中,由于各种蛋白质的等电点不同,相对分子质量不同,所以在同一 pH 和同一电场强度中,其电泳速率也不同。根据该原理,目前,在临床诊断上已广泛应用电泳法分离血清中的蛋白质。

2. 盐析

蛋白质
盐析

实践活动

取 10% 鸡蛋白溶液 5 mL 于试管中,加入等量饱和硫酸铵溶液,微微摇动试管,使溶液混合后静置数分钟,蛋白质即析出,如无沉淀可再加少许饱和硫酸铵溶液,观察蛋白质的析出（图 12-5）。

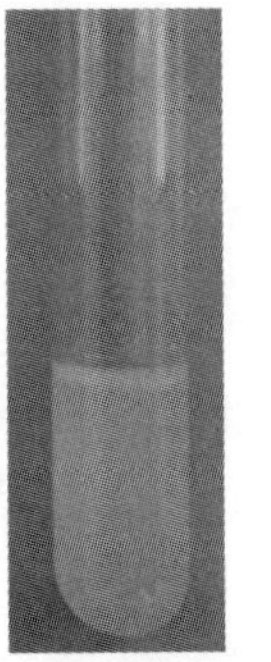

向蛋白质溶液中加入足量的某些无机盐后,可以使蛋白质从溶液中沉淀析出,这是因为大量无机盐离子破坏了蛋白质表面的水化膜,其所带电荷也被中和。这种向蛋白质水溶液中加入浓的无机盐溶液（多为中性盐）,使蛋白质从溶液中沉淀析出的过程叫作盐析。不同蛋白质发生盐析所需盐的最低浓度是不相同的,在等电点时盐

图 12-5 鸡蛋白
的盐析

析效果最好。盐析所得蛋白质的基本结构、空间结构都不改变,故盐析得到的蛋白质在适宜条件下仍可以重新溶解并仍保持原来的性质,盐析作用是一个可逆的过程,可用盐析法分离、提纯蛋白质。

3. 变性

蛋白质
变性

实践活动

蛋白质变性实验具体操作步骤及现象见表12-1。

表 12-1　蛋白质的变性实验

编号	实验	现象
1	2 mL 的 95% 乙醇+5 滴纯鸡蛋白溶液	立即产生白色沉淀,振荡不溶解
2	2 mL 的 75% 乙醇+5 滴纯鸡蛋白溶液	同上
3	2 mL 的 50% 乙醇+5 滴纯鸡蛋白溶液	较上面慢慢出现白色沉淀
4	2 mL 的 40% 甲醛+5 滴纯鸡蛋白溶液	振荡后有白色沉淀,但是较慢
5	2 mL 的纯鸡蛋白溶液+1 mL 5% 三氯乙酸溶液	振荡出现白色沉淀
6	2 mL 的纯鸡蛋白溶液+2 滴 3% 硝酸银溶液	振荡后有白色沉淀

蛋白质在物理因素(紫外线、X 射线、超声波、加热和高压等)和化学因素(强酸、强碱、强氧化剂、重金属盐和酒精等有机溶剂)作用下,空间结构被破坏,引起的某些理化性质发生改变(如溶解度降低等)、生物学活性丧失的不可逆现象称为蛋白质的变性(图 12-6),如加热鸡蛋、酒精消毒、紫外线杀菌和重金属中毒等。

蛋白质变性是不可逆的。变性后的蛋白质,溶解度减小(可出现沉淀、结絮、凝固等现象)、失去原有的生物活性(原来的蛋白酶变性后就失去了催化活性)。

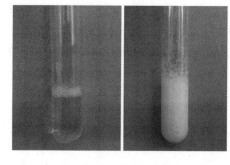

图 12-6　蛋白质变性

蛋白质变性的原理已广泛地应用于医学实践,如临床用紫外线、高温和酒精等方法将医疗器械消毒;热凝法检查尿蛋白;在保存疫苗、血清等蛋白质制剂时,为防止其失去生物学活性,需将其在低温、避光等条件下保存。

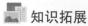 知识拓展

蛋白质结构

蛋白质多种多样的生理功能,是由蛋白质的组成和特殊结构所决定的。为了表示蛋白质不同层次的结构,常将蛋白质结构分为一级、二级、三级和四级结构。蛋白质的一级结构又称基本结构(图 12-7);二级以上的结构统称为空间结构(图 12-8)。

　　蛋白质的一级结构就是蛋白质多肽链中氨基酸残基的排列顺序。它是由基因上遗传密码的排列顺序所决定的。各种氨基酸按遗传密码的顺序,通过肽键连接起来,成为多肽链。迄今已有约一千种蛋白质的一级结构被研究确定,如胰岛素、胰核糖核酸酶和胰蛋白酶等。

　　蛋白质的一级结构决定了蛋白质的二级、三级等高级结构。成百亿的天然蛋白质各有其特殊的生物活性,决定每一种蛋白质的生物学活性的结构特点,首先在于其肽链的氨基酸序列,由于组成蛋白质的 20 种氨基酸各具特殊的侧链,侧链基团的理化性质和空间排布各不相同,当它们按照不同的序列关系组合时,就可形成多种多样的空间结构和不同生物活性的蛋白质分子。若一级结构改变,那么蛋白质的功能则会发生很大的改变。

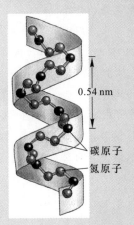

0.54 nm

碳原子
氮原子

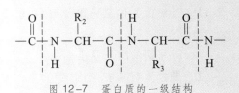

图 12-7　蛋白质的一级结构　　　　　图 12-8　蛋白质的二级结构

总结归纳

表 12-2 总结了氨基酸和蛋白质的结构、性质。

表 12-2　氨基酸和蛋白质的结构、性质

物质种类	氨基酸	蛋白质
物质结构	$H_2N—CH—COOH$ ，上方为 R	P，$COOH$，NH_2
结构相同点	均有氨基和羧基	
化学性质	两性和等电点	两性和等电点
	分子之间脱水缩合成肽反应	水解——氨基酸
		盐析(可逆)
		变性(不可逆)

目标检测

一、名词解释

1. 肽键　2. 等电点　3. 盐析

二、单项选择题

1. 下列有机物中,具有双官能团的是(　　)。

A. 乙醇　　　　　　B. 醋酸　　　　　　C. 草酸　　　　　　D. 甘氨酸

2. 当溶液中 pH=6 时,下列氨基酸向阳极移动的是(　　)。

A. 丝氨酸(pI=5.68)　　　　　　B. 丙氨酸(pI=6.00)

C. 赖氨酸(pI=9.74)　　　　　　D. 精氨酸(pI=10.76)

3. 蛋白质结构中的主要键是(　　)。

A. 氢键　　　　　　B. 肽键　　　　　　C. 二硫键　　　　　　D. 离子键

4. 人体的体液内大多数蛋白质的主要存在形式是(　　)。

A. 阳离子　　　　　　B. 两性离子　　　　　　C. 阴离子　　　　　　D. 中性分子

5. 医药中常用酒精来消毒,原因是酒精能够(　　)。

A. 与细菌蛋白体发生氧化反应　　　　　　B. 使得细菌蛋白体发生变性

C. 使细菌蛋白体发生盐析　　　　　　D. 与细菌配体生成配合物

6. 下列说法不正确的是(　　)。

A. 两种氨基酸可以生成两种二肽　　　　　　B. 两种氨基酸只能生成一种二肽

C. 氨基酸都具有两性　　　　　　D. 蛋白质都具有两性

7. 下列说法正确的是(　　)。

A. 中性氨基酸等电点均为 7　　　　　　B. 酸性氨基酸的等电点一定小于 7

C. 蛋白质的等电点均小于 7　　　　　　D. 以上说法都不对

8. 蛋白质分子的主键是(　　)

A. 肽键　　　　　　B. 氢键

C. 二硫键　　　　　　D. 盐键

9. 血红蛋白在血液中的主要存在形式为(　　)。

A. 阴离子　　　　　　B. 阳离子　　　　　　C. 两性离子　　　　　　D. 不确定

10. 欲将饱和蛋白质从水溶液中析出而又不改变它的性质,应加入(　　)。

A. 饱和 Na_2SO_4 溶液　　　　　　B. 浓硫酸

C. 甲醛溶液　　　　　　D. $CuSO_4$溶液

11. 下列变化过程,不可逆的是(　　)。

A. 蛋白质的盐析　　　　　　B. 酯的酸催化水解

C. 蛋白质变性　　　　　　D. 氯化铁水解

12. 重金属盐可使人中毒,若误食了铜盐,不可用的解毒方法为(　　)。

A. 喝适量生蛋清　　　　　　B. 喝适量牛奶

C. 喝适量冷开水　　　　　　D. 喝适量生豆浆

三、填空题

1. α-氨基酸的结构通式是_____。

2. 按照氨基酸的分子中所含有_____和_____相对数目不同,可将氨基酸分为_____、_____和_____三类。

3. 氨基酸分子中因含有_____和_____官能团,所以它既具有_____性,又具有_____、_____性。

4. 酸性氨基酸的等电点_____7,碱性氨基酸的等电点_____7。

5. 蛋白质主要由_____、_____、_____、_____4种元素组成;蛋白质主要特征是含有_____元素,其含量为_____。

6. 氨基酸和蛋白质在等电点时的主要存在形式是_____,这时它们的溶解度_____。

7. 加大量的盐能使蛋白质发生_____,加热可使蛋白质因_____而凝固。

四、试用简单化学方法鉴别下列物质

氨基酸、蛋白质和葡萄糖

五、简答题

1. 写出下列化合物的结构式。

甘氨酸　　　丙氨酸　　　　苯丙氨酸

2. 完成下列反应,写出化学方程式。

(1) 氨基酸与氢氧化钠的反应　　(2) 丙氨酸与盐酸的反应

(3) 生成甘丙二肽的反应

3. 皮肤如不小心沾上硝酸时会变黄,且该黄色洗不掉,为什么?

4. 试说出临床上为什么可服用生鸡蛋、牛奶或豆浆来解救重金属(Cu^{2+}、Pb^{2+}、Hg^{2+})中毒?

练习与拓展　　学习小结　　参考答案

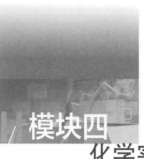

模块四
化学实验与实践

实验一　生理盐水的配制

生理盐水是指生理学实验或临床上常用的渗透压与动物或人体血浆的渗透压相等的氯化钠溶液。浓度:用于两栖类动物时是 0.67%~0.70%,用于其他哺乳类动物和人体时是 0.85%~0.9%,人们平常点滴用的氯化钠注射液浓度是 0.9%。由于生理盐水的渗透压与人体血液近似,钠的含量也与血浆相近,但氯的含量却明显高于血浆内氯的含量,因此生理盐水只是比较合乎生理,其用途为供给电解质和维持体液的张力。亦可外用,如清洁伤口或换药时应用。

【实验目的】

1. 掌握吸量管、容量瓶的正确使用方法。

2. 会进行质量浓度、体积分数的换算。

3. 具有严肃和实事求是的科学态度,养成爱护公物,节省试剂的良好品德。

【实验用品】

1. 器材:100 mL 烧杯、250 mL 容量瓶、玻璃棒、100 mL 量筒、滴管、托盘天平、砝码、称量纸、角匙。

2. 试剂:氯化钠、蒸馏水。

【实验过程】

配制质量浓度为 9 g/L 生理盐水 250 mL。

1. 计算:算出配制质量浓度为 9 g/L 生理盐水 250 mL 所需 NaCl 的质量(单位:g)。

2. 称量:用托盘天平称量所需 NaCl 放入 100 mL 烧杯中。

注:要求取用一定质量的固体时,可把固体试剂放在纸上或表面皿上、在托盘天平上称量;具有腐蚀性或易潮结的固体不能放在纸上,而应放在玻璃容器内进行称量。

3. 溶解:用量筒量取 20 mL 蒸馏水倒入烧杯中,用玻璃棒搅拌使 NaCl 完全溶解。

4. 转移:将烧杯中的 NaCl 溶液用玻璃棒引入 250 mL 容量瓶中,再用少量蒸馏水洗涤烧杯 2~3 次,洗涤液注入容量瓶中。

注:容量瓶及其使用。在配制标准溶液或将溶液稀释至一定浓度时,往往要使用容量瓶。容量瓶是一平底、细颈、梨形容器,瓶口带有磨口玻璃塞或塑料塞。颈上有环形标线,瓶

体标有体积,一般表示 20 ℃ 时液体充满至刻度时的容积。常见的有 50 mL、100 mL、250 mL 和 500 mL 等各种规格。

容量瓶的使用,主要包括如下几个方面。

(1) 检查。使用容量瓶前应先检查其标线是否离瓶口太近,如果太近则不利于溶液混合,故不宜使用。另外还必须检查瓶塞是否漏水。检查时加自来水近刻度,盖好瓶塞用左手食指按住,同时用右手五指托住瓶底边缘(如图1a所示);将瓶倒立2 min(如图1b所示),如不漏水,将瓶直立,把瓶塞转动 180°,再倒立 2 min,若仍不漏水即可使用。

(2) 洗涤。可先用自来水刷洗,洗后,如内壁有油污,则应倒尽残水,加入适量的铬酸洗液,倾斜转动,使洗液充分润洗内壁,再倒回原洗液瓶中,用自来水冲洗干净后再用去离子水润洗 2~3 次备用。

(3) 配制。将准确称量的药品,倒入干净的小烧杯中,加入少量溶剂将其完全溶解后再定量转移至容量瓶中。定量转移时,右手持玻璃棒悬空放入容量瓶内,玻璃棒下端靠在瓶颈内壁(但不能与瓶口接触),左手拿烧杯,烧杯嘴紧靠玻璃棒,使溶液沿玻璃棒流入瓶内沿壁而下(如图 2 所示)。烧杯中溶液流完后,将烧杯嘴沿玻璃棒上提,同时使烧杯直立。将玻璃棒取出放入烧杯,用少量溶剂冲洗玻璃棒和烧杯内壁,也同样转移到容量瓶中。如此重复操作 3 次以上。然后补充溶剂,当容量瓶内溶液体积至 3/4 左右时,可初步摇荡混匀。再继续加溶剂至近标线,最后改用滴管逐滴加入,直到溶液的弯月面恰好与标线相切。盖上瓶塞,按图 1 将容量瓶倒置,待气泡上升至底部,再倒转过来,使气泡上升到顶部,如此反复 10 次以上,使溶液混匀。

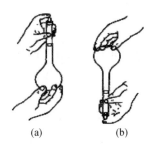
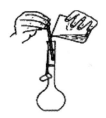

(a)　　　(b)

图 1　容量瓶的检查法　　　图 2　定量转移操作

注意事项:容量瓶不宜长期储存试剂,配好的溶液如需长期保存应转入试剂瓶中。转移前需用该溶液将洗净的试剂瓶润洗 3 遍。用过的容量瓶,应立即洗净备用,如长期不用,应将磨口和瓶塞擦干,用纸片将其隔开。

5. 定容:继续往容量瓶中加入蒸馏水,当加到接近 250 mL 刻度线约 1 cm 时,改用滴管滴加蒸馏水至 250 mL,盖好瓶盖,将溶液混合均匀。倒入指定的回收瓶中。

【自我设计】

试配制质量浓度为 50 g/L 葡萄糖注射液 250 mL。

实验二 消毒酒精的稀释

酒精分子具有很强的渗透力,能穿过细菌表面的膜,进入细菌内部,使构成细菌生命基础的蛋白质凝固,将细菌杀死,75%(体积分数)的酒精可用于皮肤消毒,这是因为,过高浓度的酒精会在细菌表面形成一层保护膜,阻止其进入细菌体内,难以将细菌彻底杀死。若酒精浓度过低,虽可进入细菌,但不能将其体内的蛋白质凝固,同样也不能将细菌彻底杀死。

【实验目的】

1. 独立完成消毒酒精的计算和稀释。

2. 培养学生严谨求实的实验态度和规范操作的实验意识。

【实验用品】

1. 器材:100 mL 量筒、滴管。

2. 试剂:医用酒精($\varphi=0.95$)蒸馏水。

【实验过程】

试将体积分数为 $\varphi=0.95$ 的医用酒精稀释成体积分数为 $\varphi=0.75$ 的消毒酒精 95 mL。

1. 计算:算出配制体积分数为 $\varphi=0.75$ 的消毒酒精 95 mL 所需的医用酒精的体积。

2. 称量:用 100 mL 量筒称量所需的医用酒精。

3. 定容:在量筒中加蒸馏水至 95 mL 刻度线附近,改用滴定管滴加蒸馏水至 95 mL。用玻璃棒搅匀,倒入指定的回收瓶中。

【自我设计】

试将体积分数为 30% 的市售双氧水溶液稀释成体积分数为 3% 的医用双氧水溶液 100 mL。

实验三　青霉素皮试液的配制

皮试是皮肤(或皮内)敏感试验的简称。青霉素应用至今发生过敏反应的概率较高,常见的过敏反应包括皮疹、荨麻疹、皮炎、发热、血管神经性水肿、哮喘和过敏性休克等,其中以过敏性休克最为严重,甚至可导致死亡。为了防止过敏反应的发生,特别是严重过敏反应的发生,规定青霉素在使用前需要做皮肤敏感试验,皮试阴性的药物可以给患者使用,皮试阳性的则禁止使用。

【实验目的】

1. 熟练掌握青霉素皮试液的配制。

2. 加深学生对于医学护理专业的职业认识。

【实验用品】

1. 器材:5 mL、1 mL 注射针筒。

2. 试剂:青霉素、蒸馏水。

【实验过程】

试将 80 万 U 的青霉素配制成质量浓度为 400 U/mL 的青霉素皮试液。

1. 取 80 万 U 的青霉素一瓶,用 5 mL 注射针筒注入生理盐水 2 mL。ρ(青霉素)= 40 万 U/mL。

2. 用 1 mL 注射针筒抽取 0.1 mL 溶液,再抽取 0.9 mL 生理盐水,体积为 1 mL。ρ(青霉素)= 4 万 U/mL。

3. 用 1 mL 注射针筒抽取 0.1 mL 溶液,再抽取 0.9 mL 生理盐水,体积为 1 mL。ρ(青霉素)= 4 000 U/mL。

4. 用 1 mL 注射针筒抽取 0.1 mL 溶液,再抽取 0.9 mL 生理盐水,体积为 1 mL。ρ(青霉素)= 400 U/mL。

【自我设计】

试用 0.5 g 的头孢唑啉配制质量浓度为 300 μg/mL 的头孢唑啉皮试液。

实验四 肥皂制备的探究

肺炎与腹泻这两种疾病是 5 岁以下儿童死亡的主要原因。每年，全球有超过 350 万儿童因为肺炎和腹泻无法迎来他们 5 岁的生日。如果每天坚持用肥皂洗手就有可能挽救上百万儿童的生命。洗手同样能预防皮肤感染、眼部感染、肠道寄生虫病、SARS、禽流感和新冠肺炎，并对癌症患者及艾滋病毒携带者的健康有利。在 2003 年非典期间所做的研究显示，每天用肥皂洗手超过 10 次，病毒传播率可降低 55%。在 2020 年新冠病毒肆虐全球之际，世界卫生组织给出的预防措施之一，就是用肥皂勤洗手。

油脂在碱性溶液中水解，生成甘油和高级脂肪酸盐。高级脂肪酸盐通常称为肥皂。由高级脂肪酸钠盐组成的肥皂称为钠皂，由高级脂肪酸钾盐组成的肥皂称为钾皂。

【实验目的】

1. 体验肥皂制备的基本方法，探究肥皂制备的技能，加深对皂化反应的理解。

2. 进一步规范使用托盘天平、加热、搅拌等操作。

【实验用品】

1. 器材：托盘天平、三脚架、石棉网、酒精灯、10 mL 量筒、100 mL 烧杯、玻璃棒、纱布。

2. 试剂：动物油、8 mol/L NaOH 溶液、75% 乙醇、饱和食盐水。

【实验原理】

动物脂肪或植物油与氢氧化钠溶液加热，即皂化反应。

皂化反应完成后，得到的是高级脂肪酸钠盐、甘油和水的混合物。为了能够使高级脂肪酸钠盐从混合物中析出，浮在液面，通常使用饱和食盐水，这个过程称为盐析。集取浮在液面的高级脂肪酸钠，进行压滤、干燥、成型，就可制得成品肥皂。

【实验过程】

1. 用托盘天平称取 5 g 动物油置于 100 mL 烧杯中，加入 10 mL 8 mol/L NaOH 溶液和 10 mL 75% 乙醇。然后将烧杯放在石棉网上慢慢加热，且不断搅拌（注意不要让液体溢出），使烧杯中的动物油完全溶解。待反应液中没有油滴分出，呈黏稠状时，表示皂化完全，停止反应。

2. 将烧杯中的黏稠液体倒入盛有 50 mL 饱和食盐水的另一个烧杯中，用玻璃棒搅拌。浮在溶液表面的固体即为肥皂。

3. 冷却后，用纱布过滤，将沉淀压干即成肥皂。

【自我设计】

制备硫黄皂。

实验五　尿糖和尿丙酮的检验

糖尿病是一种以高血糖为特征的代谢性疾病。高血糖则是由于胰岛素分泌缺陷或其生物作用受损，或两者兼有引起的。糖尿病患者长期存在的高血糖，导致各种组织，特别是眼、肾、心脏、血管和神经的慢性损害、功能障碍。

目前，糖尿病的检测项目主要有血糖、尿糖和尿酮体。

1. 血糖，是诊断糖尿病的唯一标准。

2. 尿糖，常为阳性。血糖浓度超过肾糖阈（160～180 mg/dL）时尿糖呈阳性。

3. 尿酮体，在酮症或酮症酸中毒时尿酮体呈阳性。

本次实验主要针对尿糖和尿酮体检测：① 糖尿病患者尿液中的葡萄糖含量随病情的轻重而不同；② 糖尿病患者由于新陈代谢紊乱，体内常有过量的丙酮产生，并从尿中排出。

【实验目的】

1. 通过实验验证，进一步理解糖类和酮类的重要化学性质。

2. 进一步培养学生对医学的职业认同感。

【实验用品】

1. 器材：胶头滴管、水浴箱、试管。

2. 试剂：班氏试剂、亚硝酰铁氰化钠、NaOH 溶液、丙酮、5% 葡萄糖溶液。

注：班氏试剂的配制。溶解 2 g 硫酸铜晶体于 10 mL 蒸馏水中，冷却后，稀释至 15 mL。将 17.3 g 柠檬酸钠和 10 g 无水碳酸钠加水 60 mL，溶解，冷却后，稀释至 85 mL，最后把硫酸铜溶液慢慢倒入其中，混匀。

尿糖的检验

【实验原理】

柠檬酸钠和碳酸钠均为强碱弱酸盐，在水中它们均可水解产生 OH^-。柠檬酸钠、碳酸钠溶液和 $CuSO_4$ 溶液混合时，Cu^{2+} 和 OH^- 结合，生成 $Cu(OH)_2$，$Cu(OH)_2$ 与葡萄糖中的醛基反应生成红黄色沉淀。

【实验过程】

1. 在 1、2、3 号试管中各加入 2 mL 去离子水。

2. 在 1、2、3 号试管中分别加入 4 滴去离子水、4 滴 5% 葡萄糖溶液、8 滴 5% 葡萄糖溶液，然后再各加入 10 滴班氏试剂，水浴加热 5～10 min，观察试管内液体的颜色。

反应现象	含糖量	含糖量符号
溶液为蓝色	尿液中不含糖	-
溶液为绿色	尿液中含少量糖	+
溶液为黄绿色	尿糖稍多	++
溶液为土黄色浑浊	尿糖较多	+++
溶液为砖红色浑浊	尿糖很多	++++

尿丙酮的检验

【实验原理】

丙酮的甲基受到羰基的影响,较为活泼,碱性条件下可以去质子与配位的 NO 发生缩合反应,生成红色物质。

$$[Fe(CN)_5NO]_2^- + CH_3COCH_3 + 2OH^- \rightleftharpoons [Fe(CN)_5(O = N = CHCOCH_3)]_4^- + 2H_2O$$

红色物质

【实验过程】

1. 取两支试管各加入 3 mL 的去离子水,在其中一支试管滴入 3 滴丙酮。
2. 在两支试管中分别滴加亚硝酰铁氰化钠和 NaOH 溶液,观察颜色变化。

实验六　氨基酸和蛋白质的检测

　　氨基酸在医药上主要用来制备复方氨基酸注射液,对维持危重患者的营养、抢救患者生命起积极作用,也用作治疗药物和用于合成多肽药物,成为现代医疗中不可缺少的医药品种之一。在使用复方氨基酸注射液之前必须详细检查药液,如发现瓶身有破裂、漏气、变色、发霉、沉淀和变质等异常现象时绝对不能使用。

　　蛋白质是生命的物质基础,没有蛋白质就没有生命。利用蛋白质的一些性质,可以为人们的生活生产服务。利用蛋白质的盐析作用可以分离提纯蛋白质;利用高温煮沸可以杀死毛巾、围巾和理发器具上面的病菌,防止病害的传播;利用 $FeCl_3$ 中 Fe^{3+} 对蛋白质的凝固作用,可用作止血剂;利用汞离子的杀菌作用,红汞常用于脓、伤口表面的消毒;利用冰箱的低温效应可以使预防接种的疫苗避免温度过高而变质失活。

【实验目的】

　　1. 了解氨基酸等电点的特点及其应用。

　　2. 了解沉淀蛋白质的几种方法及其实际用途。

　　3. 了解蛋白质沉淀与变性的关系。

【实验用品】

　　1. 器材:托盘天平、小烧杯、玻璃棒、布氏漏斗。

　　2. 试剂:甘氨酸、2% NaOH 溶液、pH 试纸、无水硫酸钠、牛奶、40% 乙醇、甲醛溶液。

分离提纯甘氨酸

【实验原理】

　　在某一 pH 的溶液中,氨基酸解离成阳离子和阴离子的趋势及程度相等,成为兼性离子,呈电中性,此时的溶液 pH 称该氨基酸的等电点。在等电点时,氨基酸的溶解度最小,最易从溶液中析出,利用这一性质,可以分离、提纯氨基酸。甘氨酸等电点为 5.97。

【实验过程】

　　1. 用托盘天平称取甘氨酸和氯化钠混合物 5 g,搅拌下加入去离子水溶解,用 pH 试纸测定 pH。

　　2. 缓慢滴加 2% NaOH 溶液,不断振荡小烧杯直至沉淀不溶解为止。期间用 pH 试纸监测溶液的 pH。

　　3. 用布氏漏斗过滤,滤饼烘干称量,计算收率。

【自我设计】

　　分离丙氨酸与氯化钠。

盐析法沉淀酪蛋白

【实验原理】

　　在蛋白质溶液中加入大量的盐溶液时,就会使蛋白质的溶解度降低,导致蛋白质从溶液中析出,这种作用称为盐析。

【实验过程】

　　1. 将 50 mL 牛乳倒至烧杯中,保持在 40 ℃下搅拌。

　　2. 在烧杯中缓缓加入 10 g 无水硫酸钠,之后再继续搅拌 10 min。

　　3. 用细布过滤分别收集沉淀和滤液。将沉淀放于 30 mL 40% 乙醇中倾倒于布氏漏斗中过滤除去乙醇溶液,抽干。将沉淀从布氏漏斗中移出,在表面皿中展开除去乙醇。

【自我设计】

　　盐析鸡蛋清蛋白。

鸡蛋清蛋白变性

【实验原理】

　　在某些物理因素(加热、加压、紫外线照射和超声波等)或化学因素(强酸、强碱、重金属、乙醇和丙酮等)作用下,蛋白质分子的空间结构发生变化,从而使蛋白质的理化性质和生理功能发生变化的现象,称为蛋白质的变性。甲醛溶液能够杀菌消毒的原因在于甲醛能使细菌的蛋白质变性,直接作用于氨基、巯基、羟基和羧基,生成次甲基衍生物,从而破坏机体蛋白质和酶,导致微生物死亡。

【实验过程】

　　1. 鸡蛋清溶液制备:将新鲜鸡蛋的蛋清与水按 1∶20 混匀,然后用 6 层纱布过滤。

　　2. 在一支试管中放入上述鸡蛋清溶液 2 mL,再加 40% 甲醛溶液 1 mL,振荡,有沉淀产生。

【自我设计】

　　牛奶变性。

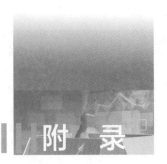

附 录

附录一　构成蛋白质的 20 种氨基酸分类表

名　称	中文缩写	英文缩写	结构式	等电点
中性氨基酸(15 种)				
丙氨酸 （α-氨基丙酸） alanine	丙	Ala（A）	$CH_3-\underset{\underset{NH_2}{\mid}}{CH}-COOH$	6.02
缬氨酸 （β-甲基-α-氨基丁酸） * valine	缬	Val（V）	$CH_3-\underset{\underset{CH_3}{\mid}}{CH}-\underset{\underset{NH_2}{\mid}}{CH}-COOH$	5.97
亮氨酸 （γ-甲基-α-氨基戊酸） * leucine	亮	Leu（L）	$CH_3-\underset{\underset{CH_3}{\mid}}{CH}-CH_2-\underset{\underset{NH_2}{\mid}}{CH}-COOH$	5.98
异亮氨酸 （β-甲基-α-氨基戊酸） * isoleucine	异亮	Ile（I）	$CH_3-CH_2-\underset{\underset{CH_3}{\mid}}{CH}-\underset{\underset{NH_2}{\mid}}{CH}-COOH$	6.02
苯丙氨酸 （β-苯基-α-氨基丙酸） * phenylalanine	苯丙	Phe（F）	$\text{C}_6\text{H}_5-CH_2-\underset{\underset{NH_2}{\mid}}{CH}-COOH$	5.48
色氨酸 ［α-氨基-β-(3-吲哚基)丙酸］ * tryptophane	色	Trp（W）	$\text{(吲哚基)}-CH_2-\underset{\underset{NH_2}{\mid}}{CH}-COOH$	5.89
蛋（甲硫）氨酸 （α-氨基-γ-甲硫基丁酸） * methionine	蛋 （甲硫）	Met（M）	$CH_3-S-CH_2-CH_2-\underset{\underset{HN_2}{\mid}}{CH}-COOH$	5.75

续表

名　称	中文缩写	英文缩写	结构式	等电点
脯氨酸 （α-四氢吡咯甲酸） proline	脯	Pro(P)		6.30
甘氨酸 （α-氨基己酸） glycine	甘	Gly(G)	CH_2—COOH | NH_2	5.97
丝氨酸 （α-氨基-β-羟基丙酸） serine	丝	Ser(S)	CH_2—CH—COOH | | OH NH_2	5.68
苏氨酸 （α-氨基-β-羟基丁酸） * threonine	苏	Thr(T)	CH_3—CH—CH—COOH | | OH NH_2	6.53
半胱氨酸 （α-氨基-β-巯基丙酸） cysteine	半胱	Cys(C)	CH_2—CH—COOH | | SH NH_2	5.02
酪氨酸 （α-氨基-β-对羟苯基丙酸） tyrosine	酪	Tyr(Y)	HO—〔苯环〕—CH_2—CH—COOH | NH_2	5.66
天冬酰胺 （α-氨基丁酰胺酸） asparagine	天胺	Asn(N)	H_2N—C—CH_2—CH—COOH ‖ | O NH_2	5.41
谷酰胺 （α-氨基戊酰胺酸） glutamine	谷胺	Gln(Q)	H_2N—C—CH_2—CH_2—CH—COOH ‖ | O NH_2	5.65
碱性氨基酸(3 种) 组氨酸 ［α-氨基-β-(4-咪唑基)丙酸］ histidine	组	His(H)	〔咪唑环〕—CH_2—CH—COOH | NH_2	7.59
赖氨酸 （α,ε-二氨基己酸） * lysine	赖	Lys(K)	$CH_2(CH_2)_3$CH—COOH | | NH_2 NH_2	9.74
精氨酸 （α-氨基-δ-胍基戊酸） arginine	精	Arg(R)	H_2N—C—$NH(CH_2)_3$CH—COOH ‖ | NH NH_2	10.76

续表

名　称	中文缩写	英文缩写	结构式	等电点
酸性氨基酸(2种)				
天冬氨酸 (α-氨基丁二酸) aspartic acid	天冬	Asp(D)	$HOOC-CH_2-CH-COOH$ NH_2	2.97
谷氨酸 (α-氨基戊二酸) glutamic acid	谷	Glu(E)	$HOOC-CH_2-CH_2-CH-COOH$ NH_2	3.22

注:带"＊"为必需氨基酸。

附录二　国际单位制（SI）基本单位

物理量名称	物理量符号	单位名称	单位符号
长度	l, L	米	m
质量	m	千克	kg
时间	t	秒	s
电流	I	安培	A
热力学温度	T	开尔文	K
发光强度	I	坎德拉	cd
物质的量	n	摩尔	mol

附录三　常用单位及其换算

物理量名称	物理量符号	单位名称	单位符号	与基本单位的换算关系
长度	l, L	米	m	SI 基本单位
		厘米	cm	$1\ cm = 10^{-2}\ m$
		毫米	mm	$1\ mm = 10^{-3}\ m$
		微米	μm	$1\ \mu m = 10^{-6}\ m$
		纳米	nm	$1\ nm = 10^{-9}\ m$
质量	m	千克	kg	SI 基本单位
		克	g	$1\ g = 10^{-3}\ kg$
		毫克	mg	$1\ mg = 10^{-6}\ kg$
		微克	μg	$1\ \mu g = 10^{-9}\ kg$

续表

物理量名称	物理量符号	单位名称	单位符号	与基本单位的换算关系
时间	t	秒	s	SI 基本单位
		分	min	$1\ min = 60\ s$
		小时	h	$1\ h = 60\ min$
温度	T	开尔文	K	SI 基本单位
	t	摄氏度	℃	$t = T - 273.15\ K$
体积	V	升	L	$1\ L = 10^{-3}\ m^3$
		毫升	mL	$1\ mL = 10^{-3}\ L$
压力	p	帕斯卡	Pa	SI 导出单位
		千帕	kPa	$1\ kPa = 10^3\ Pa$
密度	ρ	克每立方厘米	g/cm³	$1\ g/cm^3 = 1\ g/ml$
		千克每立方米	kg/m³	$1\ kg/m^3 = 10^{-3}\ kg/L$
		千克每升	kg/L	$1\ kg/L = 1\ g/ml$
物质的量	n	摩尔	mol	SI 基本单位
		毫摩尔	mmol	$1\ mmol = 10^{-3}\ mol$
		微摩尔	μmol	$1\ μmol = 10^{-6}\ mol$
摩尔质量	M	千克每摩尔	kg/mol	
B 的物质的量浓度	c_B	摩尔每升	mol/L	
B 的质量浓度	ρ_B	千克每升	kg/L	

附录四　部分酸、碱、盐的溶解性表（20 ℃）

阳离子	阴离子								
	OH^-	NO_3^-	Cl^-	SO_4^{2-}	S^{2-}	SO_3^{2-}	CO_3^{2-}	SiO_3^{2-}	PO_4^{3-}
H^+	—	溶、挥	溶、挥	溶	溶、挥	溶、挥	溶、挥	微	溶
NH_4^+	溶、挥	溶	溶	溶	溶	溶	溶	溶	溶
K^+	溶	溶	溶	溶	溶	溶	溶	溶	溶
Na^+	溶	溶	溶	溶	溶	溶	溶	溶	溶
Ba^{2+}	溶	溶	溶	不	—	不	不	不	不
Ca^{2+}	微	溶	溶	微	—	不	不	不	不
Mg^{2+}	不	溶	溶	溶	—	微	微	不	不
Al^{3+}	不	溶	溶	溶	—	—	—	不	不

阳离子	阴离子								
	OH^-	NO_3^-	Cl^-	SO_4^{2-}	S^{2-}	SO_3^{2-}	CO_3^{2-}	SiO_3^{2-}	PO_4^{3-}
Mn^{2+}	不	溶	溶	溶	不	不	不	不	不
Zn^{2+}	不	溶	溶	溶	不	不	不	不	不
Cr^{3+}	不	溶	溶	溶	—	—	—	不	不
Fe^{2+}	不	溶	溶	溶	不	不	不	不	不
Fe^{3+}	不	溶	溶	溶	不	—	—	不	不
Sn^{2+}	不	溶	溶	溶	不	—	—	—	不
Pb^{2+}	不	溶	微	不	不	不	不	不	不
Cu^{2+}	不	溶	溶	溶	不	不	不	不	不
Bi^{3+}	不	溶	—	溶	不	不	不	不	不
Hg^+	—	溶	不	微	不	不	不	—	不
Hg^{2+}	—	溶	溶	溶	不	不	不	不	不
Ag^+	—	溶	不	微	不	不	不	不	不

附录五　常用缓冲溶液的配制

名称	配制方法
醋酸–醋酸钠缓冲溶液 （pH = 4.75）	取醋酸钠 82 g，加水 200 mL 溶解后，加冰醋酸 59 mL，加水稀释至 1 000 mL
醋酸–醋酸铵缓冲溶液 （pH = 4.5）	取醋酸铵 7.7 g，加水 50 mL 溶解后，加冰醋酸 6 mL，再加水稀释至 100 mL
氨–氯化铵缓冲溶液 （pH = 10）	取氯化铵 5.4 g，加水 20 mL 溶解后，加浓氨水试液 35 mL，再加水稀释至 100 mL

附录六　常用无机试剂的配制

试剂名称	浓度/(mol·L^{-1})	配制方法
盐酸	6	浓盐酸 496 mL，加水稀释至 1 000 mL
	3	浓盐酸 250 mL，加水稀释至 1 000 mL
	2	浓盐酸 167 mL，加水稀释至 1 000 mL
硝酸	6	浓硝酸 375 mL，加水稀释至 1 000 mL
	2	浓硝酸 127 mL，加水稀释至 1 000 mL

续表

试剂名称	浓度/(mol·L⁻¹)	配制方法
硫酸	6	浓硫酸 333 mL,慢慢倒入 500 mL 水中,并不断搅拌,最后加水稀释至 1 000 mL
	3	浓硫酸 167 mL,慢慢倒入 800 mL 水中,并不断搅拌,最后加水稀释至 1 000 mL
醋酸	6	浓醋酸 353 mL,加水稀释至 1 000 mL
	2	浓醋酸 118 mL,加水稀释至 1 000 mL
氨水	6	浓氨水 400 mL,加水稀释至 1 000 mL
	2	浓氨水 133 mL,加水稀释至 1 000 mL
氢氧化钠溶液	6	氢氧化钠 250 g 溶于水中,稀释至 1 000 mL
	2	氢氧化钠 250 g 溶于水中,稀释至 1 000 mL
硝酸银溶液	0.1	溶解 17 g 硝酸银于水中,稀释至 1 000 mL
高锰酸钾溶液	0.01	溶解 1.6 g 高锰酸钾于水中,稀释至 1 000 mL
碘化钾溶液	0.5	溶解 83 g 碘化钾于水中,稀释至 1 000 mL
甲基橙试剂		取甲基橙 0.1 g,加蒸馏水 100 mL,溶解后,过滤
酚酞试剂		取酚酞 1 g,加 95% 乙醇溶液 100 mL 使溶解
淀粉试剂		取淀粉 0.5 g,加冷蒸馏水 5 mL,搅匀后,缓缓倾入 100 mL 沸蒸馏水中,随加随搅拌,煮沸,至稀薄的半透明液,放置,倾取上层清液应用,本液应临用新制
碘化钾淀粉试剂		取碘化钾 0.5 g,加新制的淀粉试剂 100 mL,使溶解。本试剂配制后 24 h 即不适用

附录七 常用有机试剂的配制

试剂名称	配制方法	备注
碘试剂	称取 2 g 碘和 5 g 碘化钾,溶于 100 mL 水中	
斐林试剂	甲溶液:溶解 5 g 硫酸铜晶体于 100 mL 水中,如浑浊可过滤 乙溶液:溶解酒石酸钠钾 17 g 于 20 mL 热水中,加入 20 mL 5 mol/L 氢氧化钠溶液稀释至 100 mL	两种溶液分别储存,用时等量混合
希夫试剂	溶解 0.2 g 品红盐酸盐于 100 mL 热水中,冷却后,加入 2 g 亚硫酸氢钠和 2 mL 浓盐酸,加蒸馏水稀释至 200 mL,待红色褪去即可使用。若呈浅红色,可加入少量药用炭振荡并过滤	密封保存于棕色试剂瓶中

试剂名称	配制方法	备注
班氏试剂	称取柠檬酸钠 20 g,无水碳酸钠 11.5 g,溶于 100 mL 热水中,在不断搅拌下把含 2 g 硫酸铜晶体的 20 mL 水溶液慢慢加到此混合液中	溶液应澄清,否则需过滤
卢卡斯试剂	将无水氯化锌在蒸发皿中加热熔融,稍冷后在干燥器中冷至室温,取出研碎,将 34 g 熔化好的无水氯化锌溶于 23 mL 浓盐酸(质量分数为 36.5%,密度是 1.17 g/mL)中,同时冷却,以防氯化氢逸出,约得 35 mL 溶液,放冷后即得	密封保存于玻璃瓶中
莫立许试剂	称取 α-萘酚 10 g 溶于适量 75% 酒精中,再用同样的酒精稀释至 100 mL	现用现配
塞利凡诺夫试剂	称取间苯二酚 0.05 g 溶于 50 mL 浓盐酸中,用水稀释至 100 mL	
托伦试剂	量取 20 mL 5% 硝酸银溶液,放在 50 mL 锥形瓶中,滴加 2% 氨水,振摇,直到沉淀刚好溶解	现用现配
茚三酮试剂	溶解 0.1 g 水合茚三酮于 50 mL 水中	两天内用完,久置变质
氯化亚铜氨溶液	取 1 g 氯化亚铜,加入 1~2 mL 浓氨水和水 10 mL,用力振摇,静置片刻,倾出溶液,并投入一块铜片(或一根铜丝)储存备用	此溶液因亚铜盐易被空气中的氧所氧化而呈蓝色,可在温热下滴加 20% 盐酸羟胺溶液使蓝色褪去,再用于实验
蛋白质溶液	将鸡蛋的蛋清以 10 倍体积的水稀释、混匀,用脱脂棉代替滤纸过滤两遍	
蛋白质氯化钠溶液	将鸡蛋的蛋清以 10 倍体积的生理盐水稀释、混匀,用脱脂棉代替滤纸过滤两遍	

郑重声明

高等教育出版社依法对本书享有专有出版权。任何未经许可的复制、销售行为均违反《中华人民共和国著作权法》,其行为人将承担相应的民事责任和行政责任;构成犯罪的,将被依法追究刑事责任。为了维护市场秩序,保护读者的合法权益,避免读者误用盗版书造成不良后果,我社将配合行政执法部门和司法机关对违法犯罪的单位和个人进行严厉打击。社会各界人士如发现上述侵权行为,希望及时举报,本社将奖励举报有功人员。

反盗版举报电话 (010)58581999 58582371 58582488
反盗版举报传真 (010)82086060
反盗版举报邮箱 dd@hep.com.cn
通信地址 北京市西城区德外大街4号
　　　　 高等教育出版社法律事务与版权管理部
邮政编码 100120

防伪查询说明

用户购书后刮开封底防伪涂层,利用手机微信等软件扫描二维码,会跳转至防伪查询网页,获得所购图书详细信息。也可将防伪二维码下的20位密码按从左到右、从上到下的顺序发送短信至106695881280,免费查询所购图书真伪。

反盗版短信举报

编辑短信"JB,图书名称,出版社,购买地点"发送至10669588128

防伪客服电话

(010)58582300

学习卡账号使用说明

一、注册/登录

访问 http://abook.hep.com.cn/sve,点击"注册",在注册页面输入用户名、密码及常用的邮箱进行注册。已注册的用户直接输入用户名和密码登录即可进入"我的课程"页面。

二、课程绑定

点击"我的课程"页面右上方"绑定课程",正确输入教材封底防伪标签上的20位密码,点击"确定"完成课程绑定。

三、访问课程

在"正在学习"列表中选择已绑定的课程,点击"进入课程"即可浏览或下载与本书配套的课程资源。刚绑定的课程请在"申请学习"列表中选择相应课程并点击"进入课程"。

如有账号问题,请发邮件至:4a_admin_zz@pub.hep.cn。